U0278147

心灵三部曲：
疗愈、静心与开悟

李英杰→著

华夏出版社
HUAXIA PUBLISHING HOUSE

图书在版编目（CIP）数据

心灵三部曲：疗愈、静心与开悟 / 李英杰著. —北京：华夏出版社，
2018.1（2018.5重印）

ISBN 978-7-5080-9308-6

Ⅰ.①心… Ⅱ.①李… Ⅲ.①心理保健 Ⅳ.①R161.1

中国版本图书馆CIP数据核字（2017）第221266号

心灵三部曲：疗愈、静心与开悟

著　　者　李英杰
责任编辑　许　婷　王秋实

出版发行　**华夏出版社**
经　　销　新华书店
印　　刷　三河市少明印务有限公司
装　　订　三河市少明印务有限公司
版　　次　2018年1月北京第1版　2018年5月北京第2次印刷
开　　本　670×970　1/16
印　　张　16.75
字　　数　160千字
定　　价　42.00元

华夏出版社　网址:www.hxph.com.cn 地址：北京市东直门外香河园北里4号 邮编：100028
若发现本版图书有印装质量问题，请与我社营销中心联系调换。电话：（010）64663331（转）

目 录

序：心理的跃迁

人的内心成长可以分为以下三个阶段：

疗愈——

主要解决情绪和创伤问题。没有经过扎实有效的疗愈，人很难有大的提升，往往停留在"知道做不到"这一负性循环之中，脑子处在一个没有悟性和不开窍的状态。人的心静不下来，也主要是因为有情绪和创伤的干扰，正是心灵上的"伤口"及压抑的情绪，让人时不时地感到闹心和痛苦。

静心——

真正的疗愈带给人的是悟性的开启和心的宁静，人开始感受到心静的美好。"静观"的能力得以显现；专一专注的品质提升；内耗大幅减少；感受当下幸福的能力增强。这一阶段所要解决的是在正常工作生活的同时，保持心静，最终使静心生活化，完全成为一种生活方式。

　　开悟——

　　开悟是更微妙的阶段，智慧内显，与内心的智慧建立连接。人进入一种可以自证自悟、由内心指引的微妙状态，结束"外求"和从外面寻找答案的老路，智慧、灵感、直觉力由内显现（inner revelation）！

阅读建议

一、你既可以从头到尾读这本书，也可以随意翻开一页读，或是直接选自己最感兴趣的先读。

二、本书旨在提供一种"右脑"式的学习，有别于"左脑"逻辑线性的学习。"右脑"的学习是通过对同一主题或类似主题的不断重复和熟悉，使人在潜移默化之间即发生"润物无声"的改变。

三、用你的"直觉"和"灵感"读这本书，尽量少"过脑"。

四、你从"外面"得到的，永远不会多于自己"内在"已有的！本书不是再给你增加"新"的知识，而只是"激活"你内在更高的"同频"振动频率。

第一部　疗愈

人啊，你到底在找什么

你所要的远行，其实只是要没有痛苦

有很多人会把不停地旅行，当成是一种无意识地处理情绪的方式，即"散心"。在人情绪不大的时候，这种方式是管用的，但当一个人的情绪很大，或是内心的"伤痛／创伤"很大时，其实旅行所带来的效果是微乎其微，甚至会更闹心。

因为人在那种心境下，根本没心情玩，整个人都沉浸痛苦的情绪中，纵使眼前蓝天白云、风景如画，也是浑然不知、浑然不觉，完全沉浸、沉溺在自己的世界里。

甚至很多时候，人在出行（或是参加聚会）之初就很纠结，结果回来的路上更纠结，因为痛苦还在，痛苦并没有因此而消失，让自己痛苦的事儿反而浮现了出来。

人所要的其实不是"远行"，而是清除痛苦。人所要的远行其实只是要没有痛苦，只是要心不再"闹"！而痛苦的解脱并不在"彼岸"，也不在"彼时"，痛苦的解脱就在"当下"，就在"此岸"，就在疗愈了伤痛、心静下来的一瞬间！

物质性依赖背后的心理机制

物质性依赖，如酗酒成瘾、吸毒等，最初往往是因为压力大，而自己又不知该如何处理，把某种特定物质当成了缓解压力的方式，久而久之上瘾。

物质性依赖有一个"假象"需要澄清：表面上看是一个人对某种物质（如酒精、毒品）上了瘾、形成依赖，看似是在追求某种物质，但其实是在追求这种物质所带来的特定感觉——暂时没有压力和痛苦的感觉。上瘾的人真正追求的其实是痛苦的终结！他们要的是内在没有压力的感觉，而不是外在特定的物质，只是这种物质刚好起到了暂时"屏蔽"压力和痛苦的作用。

但靠依赖特定物质来消除压力的一个致命弱点是，特定物质诱发产生的"嗨（high）"的感觉只是一种快感。所谓"快感"，就是很快就会过去的感觉！快感过后，痛苦和压力仍在，问题并没有解决，这就是为什么人还会再去寻求某种物质直到停不下来上瘾的真正原因。而且，痛苦就像滚雪球一样，越滚越大，所需要的特定物质的剂量也越来越大！

预防形成物质性依赖的根本措施是，掌握自我减压和自我调整的能力，随时随地可以为自己处理情绪，不积压。从根本上避免需要借助某种外在的特定物质来消除压力以致上瘾，防止伤害身体。

另外，特定物质（毒品、酒精）诱发产生的只是"快感

（欣快感）"，虽然很"嗨（high）"，但并不是真正的"喜悦"，这一点要特别注意区分。真正的喜悦靠的是平时扎扎实实的心灵耕耘和成长，这种"赚"来的喜悦才是持久的，是不需要依赖任何外在的！也是不容易"掉"下去的。吸毒不解决问题，排毒才是王道！内在的自我调整能力是真功夫，这是任何的外在力量都夺不走的，也是任何的时过境迁都无法消弭的能力。

人为什么会变成工作狂

人成为工作狂，有一个很重要的原因是情绪的压抑。工作成了转移注意力、调节情绪的一种方式，只要一不工作，状态马上就会受影响。

工作本身没有问题，但工作一旦成为掩盖情绪的屏障，就会让人失去专门处理和面对情绪的机会。情绪一直还在那儿积压着，所以人一旦不工作，情绪马上就会冒出来，而人呢，就通过各种方式，比如拼命地刷手机，不给自己大脑停转的机会。其实是不敢给停下来，这样人就不必去面对恼人的情绪，但代价是让自己越来越被情绪所驱使，做出越来越多的停不下来的行为。

这些停不下来的行为背后其实就是恐惧！恐惧面对自己的情绪。人虽拼命逃避恐惧，但又时时刻刻被恐惧所控制和驱使！如果注意观察一下的话，就会发现人几乎每个行为的背后都有恐惧的影子。人在不停地让自己处在工作的状态，即使是在不工作的时候。

这真是一个悖论，人生而自由，但却无人不在枷锁之中！

而打破这个枷锁的出路就在于，你要主动去面对情绪，主动去清理情绪，甚至主动去找情绪。这样人就不必在情绪的驱使下生活，"停不下来"。

自由是一种"中间"状态，不偏执于任何一端。工作是个好事情，但要是成了无意识逃避情绪和防御情绪的方式，那人就会成为停不下来的工作狂！

人之所以要变得有意识，是要防止被任何一个东西所绑架，失去自由。只有有意识地处理情绪，人才不会成为"什么狂"，工作的时候开心，不工作的时候也开心。开心地工作，开心地享受生活，而不是工作的时候想着玩儿，真到了玩儿的时候又惦记着工作！

学习了很多心理课程为什么没有大的改变

有很多人斥资几万、几十万，甚至上百万的费用，去学习各种心理课程、看各种书、上各种班、参加各种培训和体验，却发现自己并没有发生质的改变，内心总有一个深层的诉求没有被满足。于是，继续学习，"生命不息，学习不止"。

面对真相，需要勇气。学习了很多心理课程，却没有发生大的改变的终极原因是：内心的创伤没有得到深度有效的疗愈！当初，正是创伤驱使着自己学习，学习其实是为了寻求解决问题——疗愈创伤。

而在学习的过程中很容易忘了自己的初心和目的，最后陷入"为学习而学习"的怪圈，迷陷于各种精巧的知识体系，偏离了自己的目的和初衷，越绕越远，直到彻底迷失，总感觉"学不完"。

只要内心的伤痛没有得到深度有效的疗愈，这一"学习"的过程就将继续！

跳出学习怪圈的终极解法，是直面创伤，认认真真地去面对和疗愈内心的伤痛，不再躲避，防止学习成为阻碍人真正成长和解决实际问题的最大障碍！

自我迷失之后的表现

过度迷恋名利，把自我价值感完全建立在外在的基础上，为了一夜成名，可以不惜一切代价！名利本身没有问题，但如果是在自我迷失的情况下，人就会把自我价值感的基点摆错位置，容易做出伤害自己的行为。

过度注重包装，看重各种名头和头衔，其实背后是极度害怕自己"什么都不是"。如果没有这些包装，就觉得自己一钱不值、什么都不是，没脸见人。

这是还没有回归内心，一直从外面寻找答案，处在一个"外求"的状态。强迫症式地学习，有用的学，没用的也学，用得上的学，用不上的、和生活根本不搭界的也学，其实只是因为内心痛苦，寻找解决问题的答案。

是什么让你如此痛苦？

认认真真地面对"心理创伤"这件事

每个人在成长过程中，难免会遇到一些创伤性的经历。这些创伤性的经历，如果没有得到很好的处理和痊愈，就会被压到无意识和潜意识的层面，在暗中持续性地影响人的身心状态。如莫名其妙地发脾气、心情的大起大落、心境的突然消沉，很容易抑郁，进入神游或恍惚的意识状态，等等。

带着创伤去生活，容易在原有伤痛和负面情绪的驱使下，制造出新的创伤性事件，让自己更痛苦；或是在某些重要的人生领域，出现短板和瓶颈，严重制约行动力。创伤就像是一副有色眼镜，遮住了人们看待世界的真实眼光。

心理创伤对人最大的影响，莫过于让人处在一个脑子不"开窍"的状态。没有分辨的智慧，看人看事看不明白，不停地试错，导致人生的伤害就像滚雪球一样，越滚越大，直到身心疲惫、伤痕累累。

人人都有恐惧，承认它才是有勇气！心理创伤也一样，需要认认真真地面对，早面对、早受益，早面对、早解除。否则，越躲越耗能，越躲付出的代价越大。

看看你的感觉系统有没有被封杀

人的大脑分为左右半脑，左脑负责理性和理智，右脑负责感性和感觉。人的健康状态是一个左右脑平衡的状态。

但常见的情况是，人在成长经历中由于种种原因，往往左脑过强，右脑受到打压，即接受的大道理多于真实情感的表达。例如，人从小就被教育有些感觉是不允许表达出来的，比如胆怯，有些孩子甚至是不允许哭的。这导致人的感觉系统从小就受到打压。

这种压抑自己真实感觉的倾向继续延续，直到成年，甚至更趋于强化。人们为了避免受伤害，甚至会形成故意屏蔽自己感觉系统的习惯。

感觉系统受到封杀后，会出现哪些结果呢？

第一，就是情商受到影响。所谓情商，一定是和"情"相关的，人只有感觉系统灵敏，情商才会高，才能有"用心"而不只是"用脑"与人交往的能力，毕竟由"心"而发的情感才会让人更舒服。而情商低，和人交往就未免显得呆板、不带感情，等等。

第二，情绪的应激性很大。因为原先的情绪都是压着的，没有得到有效处理，所以很容易受刺激而爆发，情绪不稳定。

第三，找感觉难。最典型的就是，你问一个人："你有什么感觉？"他／她会回答"没感觉"或"我也不知道"，等等。感觉系统被压制的时间长了，确实会很不灵敏。

第四，灵感和直觉能力被削弱。

人的心门为何会关闭？

一个人如果长期不理会自己的心声，对自己的真实感觉、感受不管不问，置之不理，甚至打压自己真实的情感，为了外界的认可，不惜牺牲自己的心理感受，逼自己坚强、死磕自己，长此以往，人的心门就会关闭，心就会封死，真实的感觉、感受不再流动。

一个心门关闭的人，不管外在拥有什么，总觉得活着没劲儿，仿佛生命失去了颜色和意义，尽管在外人看来，他／她的幸福触手可及。

为什么学历低反而幸福感高

在生活中，有一种奇怪的现象（虽不绝对但很常见）：学历低反而幸福感高，学历越高反而幸福感越低。这种现象可以称之为"脑体倒挂"：体力劳动者的幸福感有时反而比脑力劳动者高。

究其根由，幸福是一种感受能力，而不是思维能力，想得越多未必就幸福！想得越多反而成了自寻烦恼，阻断了感知幸福的能力。

幸不幸福，主要取决于一个人的感受，所以叫"幸福感"！人的右脑主要负责感觉和感受，左脑负责理性和思维，过度开发和使用左脑，会损伤人右脑的感受和感知能力（感性），反而使感觉变得迟钝，生活在一个冷冰冰的逻辑化和概念化的世界里，与幸福的温度绝缘。总之，人太过理性和知性，伤身！

知识分子为何更容易神经衰弱和抑郁

人的大脑分为左右半脑，左脑负责理性和理智，右脑负责感性和情感。左脑使用过度，会破坏和打压右脑的感觉和感受，使人变得麻木，感觉、感受能力下降。如果这种状况持续时间长，就容易引发神经衰弱和抑郁。

知识分子更应注意日常的心理保健，有意识地开发和使用右脑，让真实的情感保持自由流动。左脑使用过度，容易伤身！

人的健康状态是左右脑、理性和感性平衡。当人只剩下理性和理智时，会发生一件可怕的事情：理性和理智将成为一股反对人的"异己力量"。高冷的逻辑思维会使人丧失生命中最核心的元素——爱。而这是导致抑郁的一个重要根源！

你的感觉造就你的人生

人的心理主要由两部分内容构成：一是感觉，二是思维。感觉相比思维，更为底层和基本，这一点可以从进化心理中看到，感觉在动物身上就已经产生，而思维是一种后来出现的能力，思维存在的作用是对感觉做"合理化"的说明。

每个人都活在自己的感觉里，是自己的感觉决定了自己的解读（思维），进而造就自己的人生经历。例如，一个人想起另外一个人就满是怒气、愤怒（感觉），大脑就会产生出无数的想法（思维）来支持自己的愤怒，比如想要报复、想要把这个人怎么怎么样，等等。而在现实的层面，就会造成和另外一个人关系紧张或是貌合神离。

所以，有效的心理工作是要改变人的感觉，深入到人的感觉里做工作。只有感觉层面的有效改变，人才能发生大的变化！

抑郁的心理根源

抑郁的心理根源由浅入深，可以分为以下几个层面：

一，丧失了爱自己的能力。潜意识里到处是"恨自己"，自己和自己较劲，自己和自己过不去，自己"整"自己。

二，活在一个幻象（illusion）之中，即幸福的"源泉"在外面、在未来。永远活在当下期待与未来满足的张力之间，越奋斗，越抑郁；越奋斗，越焦虑。

三，对自我真实身份（Identity）的无意识，失去了和本性、本源的连接。这种分离感（seperated）和内在的匮乏感驱使着人不停"外求"，就像抓救命稻草一样，试图通过不断地抓住外面的人或是东西，实现自身的圆满。

痛苦源于无意识

到底是什么东西让人痛苦？答案是"无意识"。是人那些无意识的心理内容、模式让人痛苦，比如对某件事、某类人的成见。

所谓"模式"，就是让人总是做出同样或是类似的心理反应。模式让人无意识、浑然不知地重复着同一种生活，深受其害而跳不出来。在强迫性重复中，人处在一种被迫的受害者地位，失去了主动权，所以痛苦。

打个形象的比方，人的意识程度，就像是人的心灯的亮度（度数／瓦数），心灯越亮，度数就越高，看到的面积、维度就越大，让人痛苦的东西存在的空间和余地就越少。而心灯的度数如果不高，或是若明若暗，那人就容易被黑暗所遮蔽，总是莫名其妙地痛苦。

所以，跳出痛苦的捷径，是提升自己的意识、觉知、觉察的程度，在觉知、觉察之中让模式冰消雪释！

不再遮遮掩掩

逃避生活其实是在逃避情绪

逃避生活，其实是在逃避情绪，但情绪并不在外面，躲来躲去，它还在人的心里。而且只要有情绪，它总会找一个出口，或是对外发泄给别人，或是对内攻击自己，倒是很符合能量守恒定律。

与其被动地躲情绪，不如主动出击，对情绪说"Yes"，"Come on"，"就是你"，"等你很久了！"主动选择去穿越情绪，去真真切切地体会情绪带给自己身体的每一种感觉，待情绪不受干扰地"流"完之后，留下的反倒是平静。顺着情绪的漩涡，可以直达内心最深处的宁静！

当这样去做时，你就会慢慢发现，自己不再是情绪的奴隶，而是可以通过主动选择去直面和穿越情绪，让自己成为主人！

不在情绪的驱使下生活

在情绪的驱使下生活，人容易失去自由，就像温水煮青蛙，于无形之中销蚀生命的活力。

在情绪的驱使下生活，人会总是觉得人生是被推着走，而不是自己真正想要的。每天被迫着去做自己内心并不支持的事，逼自己坚强地去完成任务。

人在这种心和大脑分离、互不支持的状态下时间久了，就容易出现抑郁、愤怒、自责等心境。

你需要的是"情绪减压"的能力

在日常工作和生活中，你是否经常被以下现象所困扰：

◇大道理什么都懂，但就是做不到；

◇一到具体的生活情境中，情绪很容易失控，伤自己也伤别人；

◇事先都做了自我提醒，但还是莫名其妙地说出让自己事后懊悔不已的话；

◇在亲密关系中，特别喜欢说或做"亲者痛，仇者快"的话和事；

◇常常感到压力大，或是内疚、自责、焦虑、害怕、郁闷、愤怒、悲伤，等等，极大地影响工作的效率和生活的幸福指数。

生活本身不耗能，是人的情绪内耗太大了！所以才觉得累，累是因为心累！不是生活不给人机会，是人的情绪把机会破坏掉了。还要再为情绪付出多大的代价？继续让恐惧阻挡自己的梦想和想要的生活，让负面情绪继续吞噬自己鲜活的生命力？

你需要的是彻底了解情绪和压力的本质，从根源解决问题。

学会情绪减压和自我调整的自助方法，不受时空限制，随时随地为自己处理情绪，不再被情绪驱使着走，不再作情绪和压力的牺牲品。

随着人情绪的减少，可以有如下越来越多的体验：

◇享受心静的美好；

◇内耗减少，专一、专注；

◇更多的灵感；

◇感受当下幸福的能力增强；

◇更不费力地工作和生活，在生活中玩"漂流"的艺术；

◇静观的能力，更多地发现生活中的巧合与恰到好处。

如何防止崩溃

如何防止被情绪逼到崩溃？那就是平时养成及时清理情绪的习惯，避免情绪的积压。

人有一个心理怪癖：那就是不愿意面对情绪，能躲一天算一天，除非情绪大到不得了，严重影响了生活。但真等到那一天，人已经处在一个崩溃的状态，更不愿去面对和处理堆积如山的情绪。

想要避免这种情况，就要养成及时清理情绪的习惯，任何习惯都是养成的，习以为常就成了自然！既然躲情绪可以成为一种习惯，那为什么及时清理情绪不可以成为一种习惯？！

更何况这种及时清理情绪的习惯，可以给自己带来巨大的好处，比如，再也不用经历从情绪积压到情绪崩溃的恶性循环；再也不用经历严重无意识带给自己的痛苦；再也不用经历无端的不必要的受苦。你的生活越来越有亮光，自由行动的空间越来越大，敢于尝试的勇气越来越足，突破的瓶颈也越来越多！

防止学习成为一种心理防御机制

人有一些非常精巧的心理防御机制，很容易让人在无意识之中，不断地重复同一种模式。所谓"心理防御机制"，就是已经形成一种处理痛苦情绪的既定模式，只要一有情绪、一有痛苦，就必须用某种特定的方式来缓解。心理防御机制会让人对某种特定的方式或东西产生依赖，逐步失去自我调整的能力。

痛苦时候的看书，如果不注意的话，很容易成为一种心理防御机制：即只要一痛苦，就必须得看书；只要一痛苦，就必须得学习，否则就浑身难受、坐立难安。看书的时候人感觉很好，但一回到现实，又被打回原形、恢复原状，原来是什么样还是什么样。心总是振荡起伏于大起大落之间，经历着从希望到失望再到绝望的负性循环。

这种学习会让人越学越不自信，越学越看不上自己，越学越觉得自己无能，越学越觉得自己差劲，更加迷失了方向，找不到自己。

跳出痛苦最快的方式，是直面痛苦、不再逃离，培养自己内在自我调整的能力。每穿越一次痛苦情绪的湍流，人就会发生一次大的顿悟；每穿越一次痛苦情绪的湍流，人就会多一份自信和应对危机的成功的宝贵经验，人开始走上一个自立自足的良性循环。这种依靠自我内在解决问题的能力，胜过看书和学习！

学会自我情绪减压

学会自我情绪减压的好处

情绪与压力已成为损害现代人身心健康的最大杀手，极大地影响着人的心情和幸福指数。具备强有力的自我调节能力，及时有效地清除情绪与压力，对于提升生活品质至关重要。

学会自我情绪减压，可以有以下好处：

◇负面情绪大量减少。如害怕、恐惧、焦虑等多发情绪的减少。

◇及时有效地清除情绪、压力。能够及时清理情绪，不积压、不储存，不至于被情绪和压力逼到崩溃和失控。

◇自我关系的改善。减少自责、内疚、自卑等敌我情绪，建立更和谐的自我关系；越来越少地依赖外在认可，具备真正的自信、自尊和自我价值感。

◇提高情商、顺畅人际关系。伴随自我调整能力的提升，人与人之间，尤其是亲密关系间，情绪的发泄与转嫁大幅减少。

从根源上切断人际间的冲突，增强爱的能力。

　◇由内而外流露平和的气质。内在情绪的减少，人会自然流露出平和的气质，对陌生人表现出友好、敬意与善意。

　◇不脱离日常工作生活静心的能力。不需要专门去修行或静修，即在工作和生活中静心！

压力的根本减法

　想要有效减压，先要看清压力到底是什么。压力其实就是一组情绪的复合体，或是一堆情绪团，如恐惧、担忧、害怕、焦虑、愤怒，等等。所谓减压，其实是要解除情绪。

　情绪是一股被压抑的能量，每个人的压力阈限即承受压力的限度是有限的。当情绪积压到一定的量，超出个人的承受范围，这时外界的刺激就可能引发人情绪的爆发乃至失控。

　需要看清的是，压力的根源其实来源于内在积压的情绪量。很多时候，外界的人和事只是替罪羊，只是刚好在那个时间点，充当了压垮骆驼的最后一根稻草。

什么是真正有效的减压

　真正有效的减压是从根源上摧毁压力，而不仅仅是只处理压力的表象或是结果性的层面，比如放松肌肉，肌肉紧张只是压力造成的结果，而非压力的原因。只对结果用力，容易重复只管一时、但很快又回到原地的旧模式。

真正有效的减压，需要精准定位压力源到底在哪里。通常人们以为是外在的人和事给了自己压力，但不难看出，不同的人在面对同样的情境时，反应可能会有极大的不同。同样的处境，对某个人来说无所谓，对于另一个人来说则可能寝食难安、惶惶不可终日。

归根结底，是否构成压力以及压力的大小，取决于一个人原有的应激性（irritability），即受刺激的阈限，而一个人的应激性，又取决于他／她原有的情绪压抑了多少，即情绪的储存量。

对于一个悲伤情绪本来就很多的人来说，举目皆是伤感，"花谢花飞飞满天，红消香断有谁怜"。对于一个本来就有很多恐惧的人，到处看到的是令人害怕的人和事。而对于一个负罪感极大的人，这个世界上到处充满诱惑和罪恶。人在哪方面的情绪压抑得越多，越是容易固着和聚焦在哪方面！

所以，真正有效的减压，是要卸载掉压力的根源——内在早已积压的情绪量，这样外界的刺激就会越来越小！

尊重情绪传递出的重要讯息

很多时候，情绪之所以逗留不去，其实是在向人传递重要的讯息，比如有需要疗愈的伤口没有抚平，有需要解决的事儿没有解决，等等。

　　人通常的态度是厌烦、排斥、打压、看不上、压制或是想要消灭自己的情绪，但问题因为抗拒而延续！抗拒会造成问题持续得不到解决。情绪想要传递出重要讯息的目的没有实现，会继续以各种面目出现，直至以生病的方式"警告"和提醒人："嗨，该停下来好好看一看了！"身体的病痛，往往是因为背后有深层的不愿意面对而积压起来的情绪。

　　所以，要感谢和欢迎日常生活中出现的情绪，让人开始关注自己的内心和自己的真实状态，鼓起勇气直面问题、解除心结！

为什么很多人一闲下来反而容易生病

　　为什么有的人平时很忙很累，特别想有时间休息，但真一闲下来身体反而容易生病，开始出现各种状况？原因是很多人在忙的时候，身体处在持续高度紧张的状态，这时候情绪和身体的张力都被压了下去，暂时封存起来。

　　等人一闲下来，忙的时候所积压起来的情绪都浮现出来，所以人的身体反而开始出现各种各样的状况。其实，有些人是害怕闲下来的，他们必须让自己进入忙的、"嗨"的状态，尤其是那些工作狂。

　　但靠释放肾上腺素所带来的"嗨"的状态非常之耗能，"嗨"完之后人会感到更大的失落，甚至会抑郁，心情摇摆在痛快和痛苦之间。

不是说人不可以忙起来，而是要学会调剂，如果方法得当，其实即使在忙的时候，人也可以既专注又放松，而不是咬牙切齿，逼迫自己集中注意力。人处在放松的状态，大脑会释放内啡肽——人体最好的免疫剂，它和耗能的肾上腺素的区别是：前者让人的身心持续处在柔和、平和、放松的状态；而后者则让人处在貌似很"嗨"，但会为以后留下隐患的状态！

接纳才能放下

情绪是用来接纳的，而不是用来管理的

情绪是用来接纳的，而不是用来管理的！管理情绪很容易又成为控制、打压、压制和压抑情绪的借口，而情绪释放掉的唯一前提是接纳。

情绪的本质是一股被压抑的能量，压制情绪只能让情绪的能量越积压越大，留待以后更大的爆发，让人处在一种随时可能被激惹和应激的状态，就像一堆炸药，稍微一点就着！或者让人把之前积压的情绪转嫁给一些无辜的人，如家人。

只有先接纳自己的情绪，才能释放掉情绪，释放情绪不是向别人发泄情绪，而是首先要允许自己有情绪，自己要接受自

己是个"人"，只要是人，就会有情绪，只要人活着，就会有感受。"死人"才没有感觉！

只有当人深刻地理解这一点，无条件地接受自己有情绪的事实，愿意无条件地接受自己的感受，情绪这股被压抑的能量才能自行释放掉。

面对情绪和杂念，是堵还是疏？

面对情绪和杂念，是堵还是疏？生活的经验告诉我们，越想控制，情绪和杂念的反弹反而越大。

治理情绪和杂念就像治水一样，宜疏不宜堵。欢迎和接纳情绪和杂念，允许它们存在。同时要知道：思维是对情绪的合理化说明。

也就是说，纷乱的杂念背后，是深层的情绪存在。比如焦虑和担忧未来，其实就是害怕，这是情绪，但害怕这个情绪会制造出无数个念头和想象、场景来强化担忧程度。所以说，情绪具有传染性，在一个心中充满恐惧的人的眼中，这个世界到处充满危险。

正是在接纳而不是排斥情绪和杂念的过程中，人才能更深刻地看清上述心理机制的伎俩。接下来问题的解决就归结到一点，即解除情绪。情绪没有了，杂念就失去了存在的基础，对待杂念的关键是解除其背后的情绪能量。

方法的重点，是把注意力放在自己的情绪和真实的感觉上，尤其是身体层面的感觉，而不要被那些很表层的杂念所迷惑。比如，人在生气时，胸口很胀，像要爆炸的感觉，尽管会有各种各样的想法、念头和想象，如想把对方撕个稀巴烂，但不要理会这些想法，而是去直接关注、感受和接纳自己胸口很胀、像要爆炸的感觉，允许它胀。

情绪的本质是一股被压抑的能量。人通常的做法是一遇到情绪，就条件反射般地压制，或是发泄、直接倾泻给别人，或是选择逃避去找"快感"。

其实还有一种更直接、更根本也更无害的方式，那就是通过接纳情绪、接纳自己真实的感觉而释放情绪。这是一个微妙和潜移默化的过程，需要在生活中实际地练习。

当这样做的时候，就像打开一个压力阀，情绪——这股被压抑了许久的能量就开始通过自己的身体自行释放，而不是转嫁给外在。不管是何种情绪，其背后的本质都是一样的：一股被压抑的能量。而这股被压抑的能量储存量是有限的，也就是说，在生活中释放一种情绪的同时，其实是在释放所有的情绪量。准确理解这一点，至关重要！

当内在的情绪释放得越来越多，外在的刺激作用就会越来越小。

另外，哪一方面的情绪和杂念多，往往是有哪一方面的事儿没有解决。问题的延续源于抗拒！恰恰是通过接纳情绪和杂念的真实存在，也就是接纳自己的真实状态，人才有机会觉察到问题的真正所在，才有机会直面问题。

　　只有闹心的事儿解决了，人的心才会趋于平静。人在没有情绪和内在冲突，即心静的状态下，更容易做出恰当的决定。正是通过在日常生活中解决实际问题，不断实践释放和解除情绪的方法，让自己具备自我调整的能力，人即可以进入一个自我调节的良性循环。

借由接纳情绪而释放情绪

　　情绪的本质是一股被压抑的能量，越是打压和对抗，反弹就越大。

　　处理情绪最有效的方式是：借由接纳而释放！在情绪上来时，既不压抑，也不发泄，而是选择与情绪在一起，通过接纳自己真实的感觉，让情绪没有阻碍地流过，让情绪不受干扰地流完，让情绪自行释放完毕。

　　不管是什么情绪，悲伤也好、愤怒也好、恐惧也好，其背后的实质都一样，都是一股被压抑的能量。

　　需要注意的是，情绪的储存量是有限的。只要每次情绪上来的时候都选择接纳，新的情绪就不会积压，旧的情绪也得到了释放。持之以恒，情绪的存量就会越来越少，反弹也越来越小，外在的刺激越来越无效！

不抗拒你的感觉

不抗拒感觉和情绪，这是在日常生活中释放情绪最简单的方法。你越是抗拒自己的感觉和情绪，感觉和情绪就越是缠着你不放！情绪和感觉是一股被压抑的能量，就是被人每次压起来形成的一个巨大储气罐，人平时的应激性有多大，就知道自己的储气罐里存了有多少气（情绪）。

所以，想要减少储气罐的存量，恰恰不是去排斥和打压自己的感受，而是不抗拒。不抗拒自己的感觉，不是在情绪的驱使下去做事，甚至抓狂，而只是简单地、轻柔地接受和感受情绪带给自己身体的感觉，和自己的感觉在一起，不逃避也不发泄，这样人的感觉和情绪就会在潜移默化之间自行释放掉。情绪和感觉释放掉的标志，就是你突然感觉身轻体快了，感觉心静了、亮堂了，负担终于被卸了下来！

在生活中坚持使用这个方法，储气罐里的气就会越来越少，人的应激性越来越小，就不容易被外在所影响和刺激！

接受情绪，才能释放掉情绪

情绪就像弹簧，你越是压它，它反弹就越大。最快地释放掉情绪的方法，是在第一时间接受情绪，接受情绪带给自己身体的每一种感觉，去真真切切地体会自己身体的真实反应，不逃避、不抗拒，放下想要对情绪有所为的一切企图，只是全然地接受和感受。

情绪因为被接受而开始自行释放，释放的程度取决于人不抗拒的程度！

允许自己有情绪

允许自己崩溃

允许自己崩溃，就是允许自己有情绪，无条件地接纳自己的情绪，这是释放掉情绪的前提！

压抑情绪给人一种错觉，以为问题解决了，但从长远看，压抑情绪的后果很严重：

第一，压抑情绪会让人处在一种潜在的应激状态。稍有风吹草动，或是别人一个不经意的眼神、一句不经意的话就可能激起强烈的情绪反应，要么开始自责、自我攻击，自己和自己过不去；要么开始与他人对抗，抓住别人不放。

第二，压抑情绪让人无意识地强化一种负性模式：

有情绪→压抑→积压更多的情绪→更大的爆发→再压抑→为以后制造更大的破坏。

第三，身心一体，情绪的压抑是造成身体各种疾病的心理根源。很多时候，身体层面的病变只是长期压抑情绪的结果。

第四，长时间压抑情绪，会让人的生命能量处在一种无力的状态，生命活力低垂，甚至引发抑郁。

而允许自己崩溃，是用既不伤己也不伤人的自我接纳的方法，把情绪释放干净，常保身轻和体快！

为什么讲大道理不管用

人们在生活中都有过体会，那就是"知道"大道理，但"做不到"。在情绪上来的时候，几乎所有的大道理都会失效，成为耳旁风。

其实，从解决问题和实效的角度，和自己讲大道理并不是好办法。用大道理强压自己的真实感受，只能加速抑郁，或继续掩盖问题的真相，阻碍人去深入探索问题的真正原因，延续老模式，延误自己真正的成长。

解决问题的根本措施，也是最快的方法，恰恰是在第一时间放下大道理的评判，去接受自己真实的感觉和感受（情绪），和自己真实的状态在一起，去真真切切地体会和穿越每一个感觉和情绪（不是对外发泄）。

问题因为抗拒而延续，真正的改变始于接纳，接纳情绪，才有机会释放情绪，才能彻底解决问题！

跟着感觉走

顺着感觉，可以帮助人发现"未知的自己"。

在情绪上来时，不对外发泄，也不对内压抑，而是直接"掉"进去，去如实地体验和穿越情绪带来的所有真实感觉。

情绪是一股被压抑的能量，当人如实地接受时，被压抑的能量就开始从体内自行释放。比如，人在愤怒时，胸口会有快要爆炸的感觉，接受并体验这个感觉，愤怒反而会越来越小。这是一种很微妙的体验，建议不要去想，而是直接去做。

随着情绪的自行释放，人的心就会越来越明白，自然知道下一步该怎么办。跟着感觉走，并不是在冲动之下做事，而是通过接受自己真实的感觉，使背后被压抑的情绪能量有机会得以释放和转化。

顺其自然与自我接纳

顺其自然，首先是要顺应自己的自然，顺应自己的自然是顺其自然的起点。从这个角度讲，顺其自然与自我接纳是一回事。

人天天和自己打架、时时处处和自己过不去，是很难顺其自然的。顺其自然是一种内外和谐的状态，内外和谐首先要求一个人的自我是和谐的，人只有内在和谐，才能内外和谐！

而人只有先顺应自己的自然，才更容易实现内在和内心的和谐，人处处逆着自己，内心充满不断的冲突与纷争，是很难实现内外和谐的。

顺应自己的自然，自己不和自己较劲，人就不容易和外在较劲！

深入情绪的核心

穿越情绪的暗流

人通常有三种处理情绪的方式：

一，压抑。这是绝大多数人绝大多数时候使用的方式。把情绪活生生地压下去，以为情绪没有了，其实情绪只是暂时潜伏和积压了下来，等待时机更大规模地爆发。

二，发泄。直接把情绪发泄出去，当时感觉很爽，但事后人会自责，也会破坏人际关系。而且很多时候，别人只是充当了替罪羊，是自己当时心情不好。另外，这种方式有一个非常隐蔽和迷惑人的地方，人只是把不能承受的那部分情绪发泄了出来，能承受的那部分情绪仍在，这就是为什么以后这种情绪还会爆发的原因！这一点要特别引起注意。越发脾气的人往往越能发脾气！

三，逃避。一有情绪立即用某种方式转移掉，比如吃东西、喝酒、冲动购物，等等。这种方式偶尔用用还可以，但如果时间久了，形成一种固定的、需要依赖外力的情绪应对模式，就可能危及身心健康，比如各种上瘾、暴饮暴食等。

以上三种方式都不是解决情绪问题的根本方法，直接有效、可以根除情绪的方法是穿越情绪，不逃避、不抗拒，不带着情绪做事，静待情绪自行释放完毕。

与情绪"同归于尽"

消除情绪最快的方法是选择与情绪合一，在情绪上来的刹那，不与情绪对抗，而是选择毫不犹豫地跳入情绪的"火坑"，与情绪"同归于尽"。

方法的核心是：不逃避、不抗拒、不压抑，也不发泄，放下评判，去真真切切地体验情绪带来的感觉和身体层面的真实感受。去体验情绪在自己身体中"流"的感觉，如恐惧时浑身战栗、愤怒时胸口有如爆炸般。

情绪的能量因不受阻碍，会自行化解掉，需要的时间取决于不对抗的程度。当情绪不受干扰地"流"完，你就会平静下来。

在情绪的烈火中永生

情绪是每个人最不愿接受的，甚至是很讨厌的，然而恰恰是在情绪的烈火中，可以体证人不生不灭的本质。接下来是如何快速穿越情绪的方法步骤：

（注：以下步骤仅为逻辑上表达方便，实际使用并无顺序之别。）

第一步：愿意释放情绪的意愿（willingness）。不管情绪以何种面目出现，如悲伤、愤怒、恐惧，等等，首先是自己愿意放掉（let it go），而不是紧抓不放；

第二步：接受情绪"如其所是"地存在，不对外发泄，不对内压抑；

第三步：与情绪合一，纵身跃入情绪的漩涡之中，全身心地感受情绪的湍流从身体经过，没有抗拒。

情绪的湍流过后，剩下的平静才是真正的你。你不是情绪，你只是情绪借以发生的空间（space），一个静静的无为的空间；你不是情绪，你只是情绪借以上演的"意识之幕"（witness）。对抗情绪，只会让你，真正的你——空间和意识之幕——搅进去，也会给情绪得以存续的力量。你所要做的是让情绪自生自灭，静待其能量自行释放完毕。

穿越"最黑暗"的情绪

在情绪面前，采取什么样的态度，将直接决定人是成为主人还是成为奴隶！大多数时候人们是不愿意直面情绪的，喜欢采取压制或是逃避的态度，但这也是导致情绪逗留不去的最主要原因，反而让人在以后的生活中一直饱受情绪的困扰，缠绕纠结。

成为情绪主人的不二方法是，主动选择穿越最黑暗的情绪，不逃避、不抗拒，顺其自然。当人以这样一个心态去面对情绪时，就从情绪的受害者和牺牲品的位置上跳了出来。

应对情绪，人要始终明确一点：那就是你越是用力跑，情绪就越是纠缠你不放！情绪是逃不掉的，因为情绪并不在外面，情绪只能内在穿越！

及时清理情绪

及时清理你的情绪

人要养成及时清理情绪的好习惯，尽量做到"事了情（绪）了"，事情结束，相关的情绪也结束了。积压的情绪太多，是调整不过来的，就像滚雪球一样，越滚越大，再想收拾就费力了。

情绪积压得多了，人容易被情绪驱使着走，成为情绪的奴隶。及时清理情绪，人就能减少或避免以后发生崩溃的可能。养成一有情绪就清理的模式，慢慢地就会成为一种下意识和无意识的习惯，一有情绪，身体的某一部分好像也同时启动了处理情绪的功能。

进入这种状态，就不会觉得情绪清理是一件特别难的事！

处理情绪永远是第一位的

处理情绪永远是第一位的，人带着情绪，看到的"事实"、自己以为的"事实"，其实只是情绪事实，做出的反应也是带着情绪、基于情绪事实之上的情绪反应。人成天其实是在和自己的情绪搅来搅去！还以为是在生活。

之所以要把处理情绪放在第一位，是因为，只有坚持处理情绪，人才能无限地接近真相，看到没有被情绪染着过的事实，做出符合时宜也对自己最有利的反应。

其实，很多时候，根本就不需要有反应，因为原来的很多反应，纯属是在情绪之下的应激性反应，是"天下本无事，庸人自扰之！"忙中添乱、越忙越乱！

老老实实地处理情绪

带着情绪生活，代价太大。注意观察一下，就会发现，其实很多时候人是在情绪的驱使下活着。多少不必要的行为，背后就是因为有情绪。一有情绪，人就会失去自由，陷入被动与被迫。自由可以选择，而情绪会让人做出非自愿的行为及反应，"不得不"、"必须"。"被卡住"是一种很难受的经历。

另外，心里如果有残留的情绪，人"欺软怕硬"的弱点就会表现得淋漓尽致，即把不敢对强势者表达的情绪，全部掉头转嫁和发泄给弱势者，比如家人和孩子。很多时候，身外的人和事只是替罪羊。

所以，老老实实地处理自己的情绪，自己对自己的情绪负百分之百的责任。及时清理心理垃圾，不给负面情绪以积压的机会，保持身轻体快、心情舒畅，这是幸福生活的根本保障！

有意识地处理你的情绪

当人被情绪控制的时候，往往是处在一种无意识的状态，人就像在梦游一样。

这种状况不是不可以改变和扭转，但前提是人要有意识地去面对和处理情绪，这个过程就像是人们在生活中经常经历的：一件事因为不愿意面对，一直拖拖拉拉，最后终于拖不过去了，只好硬着头皮去处理，但等自己真去处理时，发现其实并没有那么难。

情绪也一样，当人主动去处理情绪时，其实也没有想得那么可怕！最主要的是，你在这一过程中会收获颇丰。

人要有意识地让自己平时压起来的情绪冒出来，不是对外发泄，而是允许情绪带给自己身体各种真实感受，如胸口的憋胀等，在这一过程中，放下评判和干涉，不给自己讲大道理，只是去接受和感受，情绪的能量就开始自行释放掉。这个过程，不是去"想"，而是去"做"。

学会有意识地处理情绪，人就不会无意识地被情绪玩得团团转！你也可以是主人。

保持一个清理情绪的状态

保持一个清理情绪的状态，就是随时注意觉察自己的情绪，随时准备启动清理情绪的程序，不使自己陷入无意识的游离状态，被情绪驱使着走。

之所以要这样做，是因为情绪的力量太强大了。如果不保持一个清理情绪的状态，情绪很快就把人好的状态给遮蔽住了，对人形成围剿之势。而情绪多了，人就会不自在。坚持清理情绪，人的自我感觉会越来越好，能享受到之前无法想象的自由空间！清理情绪越深，人和自己内心建立的连接就越紧密，而这时人的内心就会给人的行动自动提供指引。如果人能长时间处在这种状态，那是一种极为美好和珍贵的体验！

　　刚开始清理情绪可能需要一定的训练，但一旦养成习惯，就会形成一种动能和势头，人只需顺着这股势头往前走就行。这很像是一股势如破竹和所向披靡的力量！而且，人的情绪存量是有限的，也就是说，只要坚持清理，情绪对人的影响就会越来越小。

清理情绪是个脱离地心引力的过程

　　清理情绪是个脱离地心引力的过程。打个形象的比方，清理情绪就像是火箭升空，刚开始阻力很大，要脱离地心引力的吸引很费劲，但随着火箭逐渐升空，地心引力的吸引越来越小，火箭的升空速度越来越快，直到进入预定的轨道自由地翱翔。

　　清理情绪也一样，刚开始因为要建立新的习惯，要面对前半生积压起来的情绪，在新旧模式交替、更替之际，情绪和旧模式的反弹会很大。但随着人逐渐找到感觉，进入状态，对处理情绪中出现的各种状况，越来越驾轻就熟，情绪的纠缠对人的影响也越来越小。即使是在情绪羁绊的情况下，也仍然有大方向，保持在一种动能和势头上，可以聚焦在一股专一专注的力量上，一直往前走。

几种常见情绪的特点

悲伤情绪的特点

悲伤对人的影响是无形的，过于悲伤的话，会让人进入一种自我沉溺甚至是在秘密享受而浑然不知的状态。

悲伤表现出的特点是，特容易伤感和多愁善感，"花谢花飞飞满天，红消香断有谁怜"。触景生情，喜欢怀旧，对往事久久不能释怀，一想起过去的事儿就觉得遗憾难过。情绪瞬间低沉，甚至抱憾终生。

而原有的悲伤性情绪，又容易在生活中制造出新的悲伤性事件。如失恋遗留下的悲伤没有处理干净，或是让人很难再有勇气去开启新的恋情，或是把旧的悲伤带入新的恋情，影响当下情感关系的品质，制造出新的失恋。

总之，悲伤对人的身心健康很不利，让人的生命力和能量处在一种被压制和过不去的状态，容易引发抑郁。

愤怒的特点

愤怒的特点是，让人处在一种应激和易激惹的状态，就像是一桶炸药，稍微一点就着。火气大的人，很容易被外界刺激，总是看不惯这个、看不惯那个，其实是因为自己压抑的愤怒太多!

愤怒对人的影响是，首先对健康不利，很容易造成高血压、心脏功能受损，等等。其次会很影响人际关系，尤其是与亲人、家人的亲密关系，让人胆战心惊、不敢靠近，时间长了自然会敬而远之。愤怒的人发完火后，其实会相当自责，但又控制不住，如此循环往复，自己也很痛苦。

如果孩子是在情绪不稳定的环境中长大，那影响会很深远，长大后没有安全感、敏感多疑，胆小却又逆反，等等。所以，大人送给孩子最好的礼物就是保持心平气静（和），提供一个健康稳定的情感环境！

犯错感的特点

犯错感是一种让人极度难受的体验：一个人本来心情好好的，前一秒还在兴高采烈中，突然一阵犯错感袭来，人"哗嚓"一下，直接从天上摔到地下，被彻底打回原形。

人在犯错感的驱使下，容易做出一系列实质是出于恐慌、事后看起来完全没必要、只会让事情变得越来越乱的补偿行为，其实当时已情绪失控。在这种情况下，人又更容易出错，犯错感让人犯错不断，形成一个像多米诺骨牌一样的恶性循环。

人一旦被犯错感所控制，那做什么事都会害怕出错，越活越谨小慎微，自由空间越来越小。怕犯错的感觉就像是一

个如影随形的幽灵，萦绕在人的心头，让人终日活在阴影
之下。

犯错感也是人倒霉运的深层心理原因，促发人通过各
种方式自虐。在没有犯错感的情况下，人会顺利很多。所
以，想要走上良性循环的阳光大道，最首要的任务是清除犯
错感！

恐惧的特点

恐惧是所有情绪中最具杀伤力的一个，毫不夸张地说，恐
惧太多，人活着都很困难。

恐惧的一个特点是，它会把人的能量封存起来、锁住，
让人在行动力上大打折扣。从最轻微的担忧、害怕、焦虑直
到恐慌和妄想，恐惧可以多到铺天盖地和漫无边际。当人被
恐惧所控制时，举目皆是恐惧、到处都是害怕，让人无法
动弹。

恐惧的另一个特点是：它会极大地限制住一个人的视野，
让人看到问题只有一个答案，只有一条出路，看不到其实可以
有很多种选择。所谓的问题，背后就是一堆恐惧！

很多人之所以不敢开始自己想要的生活，比如不敢换工作，
主要是因为恐惧，尤其是对生存深深的恐惧。人的很多行为其
实是在生存恐惧的驱使下做的，所以才会活得累。

清理恐惧带给人的巨大收获是：可以把之前被困住而无

法调取的能量全部释放，开足马力运转，令生命力爆棚式地增强！

负罪感是最不需要有的情绪

在所有的负面情绪中，有一类是能量最低甚至会导致人自杀的情绪，那就是负罪感。估计每个人都曾有过，那种自惭形秽、恨不能钻到地缝里去、贴着墙边走不敢见人的经历，那实在是一种让人极度难堪的体验。

负罪感与犯错感、自责、恐惧、害怕遭到惩罚相连，对人的身心健康和幸福生活危害极大。

负罪感会导致人多灾多难，潜意识里有了负罪感，人就会暗中相信自己应该遭到惩罚，因此会更容易生病（如感染流行病），干活时容易受伤，或是人为地给自己制造灾难性事件等。

负罪感会导致自我破坏行为。有了负罪感，人就会在潜意识里相信自己配不上好东西，不值得、不配得到，等等。一旦有了这种意识，人不可能心想事成，因为人会把自己的梦想在第一时间"秒杀"，自我拆台、自我打压，自己都不支持自己的心愿。

因此，对于负罪感，要发现一次清理一次，像狂风扫落叶一般扫个精光彻底！绝不给它有一丝一毫存在的余地。

清除情绪技术大全

如何快速释放情绪

第一，愿意放下情绪的意愿；

第二，在情绪一上来的时候，放下道德评判和讲大道理；

第三，注意力回到自己身体的感觉层面（如胸口的憋胀）；

第四，和身体的每一个感觉在一起，深入到身体的感觉里去；

第五，在整个过程中，只是接受和感受自己身体的感觉，放下抗拒，抗拒越少，情绪释放得越快。

（释放情绪是自己处理自己的情绪，而不是将其发泄和转嫁给别人。）

如何有效清除情绪

有效清除情绪，需要人有一种"聚焦"的能力，从大脑的思维聚焦到人身体的真实感觉。在思维的层面上是无法解决情绪问题的，也就是说，靠"想"是无法转换情绪障碍的。

而且，"思维"恰恰是耗掉人能量的主要漏油管，也就是说，人一旦把注意力放在思维上，就会越来越向"外"。思维的特点就是像一匹脱缰的野马，一旦撒开欢儿，就再也回不来了。

　　所以，处理情绪的要诀是：一旦发现自己有情绪，立即把注意力锁定在自己身体的感觉上，而不是顺着思维的念想向外走，否则，就很难再回来了。

　　人在思维停不住的时候，要有一个清醒的认识：一定是自己有情绪了，是情绪在驱使着思维向外抓狂。也就是说，人之所以"想"到停不住，是因为背后／底层有情绪，有情绪能量的推动。

　　比如，一个人很生气（情绪），这时他／她会产生无数的想法，想要报复、想要怎么给别人颜色看、想要怎么教训另一个人，等等；会设想出无数的画面，各种怎么对付的场景，等等。而所有这一切只是因为背后有一个情绪——愤怒。

　　所以，解除掉底层情绪的能量，思维就失去了动力源。而解除情绪的方法不是向外去想，而是向内聚焦于自己身体的真实感觉，比如愤怒时胸口的发热、发烫，等等。这样，才能阻止情绪的能量继续向外扩散，演变成无边无际的杂念。

清理情绪的要诀

　　◇对情绪保持有意识、有觉知的状态，知道自己有情绪；

　　◇无须对情绪刻意地"做"什么，就让它"在那里"就好；

　　◇放下想要情绪立即消失的想法和任何企图，以及各种人为干涉，如打压；

　　◇甚至放下想要没有情绪的想法，即有没有情绪都无所谓，有情绪也没关系；

◇把想法转化为身体的感觉，注意力回归到身体的感觉层面（如害怕时身体发抖），不抗拒这种感觉，感觉因为不抗拒而开始自行释放；

◇情绪释放完毕的信号是心静了下来，不再闹腾了，你知道该怎么办了；

◇把释放情绪当成是过程而不是结果去追求，就不会增加焦虑和自责等更多的情绪，比如如果情绪还在就又产生对"情绪"的情绪；

◇不要傻乎乎地问自己"我这是在干什么？"你在释放情绪，你已经在释放情绪了！这一点不需要有任何的疑问，毋庸置疑，放下想要搞清楚这个过程的想法。你已经在释放情绪，你在"做"，有这一点就足够了；

◇成为生活习惯，成为自己生活的一部分。

在顺其自然的过程中释放情绪

在顺其自然的过程中释放情绪，仅顺其自然，容易成为一个强压自己的执念，进入无意识，让人受不必要的苦，效果太慢。

而在顺其自然的过程中加入清理情绪，就像是加入了有意识的成分，可以防止人因为无意识而受苦。

但顺其自然，又照顾到了每个人自身成长的节奏，不至于因为强求或"非得要怎么怎么样"而带给人新的压力、"张力"。

在顺其自然的过程中释放情绪，就是"无为"中有"有为"，"有为"中有"无为"，如同"阴中有阳，阳中有阴"。人趋于平衡，渐入佳境。

就让它在那里

处理情绪的一个方法是，不要和它对抗，就让它在那里。

你不需要和"负面"去对抗，你只需要选择"正面"的即可。你越和负面的对抗，就越是搅在里面、陷在里面出不去。就让它在那里，不需要做别的，放下想要对其"有所为"，包括想要它立即消失或是消灭它的冲动和想法，你只做你的事就好，就让它在那里。

当人选择和一个东西较劲或作战时，反而会给其存续的余地和载体，或给其更大的力量，就像一个弹簧，你越压它，它反弹越大！

就让它在那里，没有对抗，就没有存续；没有对抗，反而更容易消失。

聚焦于你的情绪

把注意力从大脑转移到自己身体的真实感觉，这是处理情绪的关键，也是从停不住的杂念和强迫性思维中解脱出来的根本出路。

聚焦情绪是一个分水岭，决定了能量是继续向外扩散消耗掉，还是向内回收静下来。培养自己聚焦于情绪的能力，人就会慢慢掌握了主动权，可以从源头上防止思维在情绪的驱使下，铺天盖地地漫游开来，停不下来。

情绪一旦扩散为思维之后，就不太好办了，最快和最有效的方法是在情绪上来的刹那，立即意识回收，聚焦于自己身体的真实感觉上，比如愤怒时胸口的发热、发烫，害怕时头皮发麻，等等。这样，就阻断了情绪的能量外泄和外流，把情绪从根源／源头上化解掉。

利用你的愤怒

人通常都会受制于情绪，被情绪耍来耍去，但其实情绪是可以利用的，人可以有意识地利用情绪的能量来为自己服务，而不是总做情绪的牺牲品和受害者。

愤怒是人们在生活中最常见的一种情绪，愤怒来的时候，人们通常的做法要么是攻击自己——用大道理把火强压下去——对内攻击；要么是攻击他人——直接把火扔出去／烧出去、发泄——对外攻击。

但这两种方式都不够有建设性，要么伤自己身体，要么伤人际关系。那该怎么办好？

首先，你要接受愤怒的情绪和身体的感觉，比如胸口的憋闷，通过接受自己的感觉、不抗拒，而释放掉这种感觉。

第二，愤怒的时候，最好避开让你更火大或情绪可能失控的场合和情境，先处理自己的情绪。

第三，等自己心平气和之后，再用更有建设性的方式来处理问题，比如用更具有自我价值感和自尊的方式和人交往；选择变换或离开不健康的人际和工作环境；用你的实际行动让自己变得更优秀、用实力说话，等等。

总之，利用愤怒（能量）的总原则就是：扭转愤怒的方向，从原来的破坏性发展扭转到有建设性和对自己有利的方向！

如何清除你的恐惧

（注：本方法适用于清除所有的情绪）

在所有的心理方法中，没有比清除恐惧更快的路。正是恐惧，让人无法过上自己想要的生活。

人人都有恐惧，承认它才是勇气。恐惧情绪是所有情绪中对人束缚和影响最大的一种，尤其是关于生存的恐惧。人们很容易无意识地生活在恐惧之中，在生存恐惧的驱使下去工作和生活。很多人是被迫和无奈地工作，即使很不喜欢现在的工作，也不敢有所变动。原因就是恐惧，对生存的恐惧，恐惧活不下去。

恐惧的一个特点是：它会极大地限制住一个人的视野，让人以为人生只有一种出路，生活只有一种活法。其实，这只是恐惧之下的想法，恐惧减少或是没有恐惧就会有更多的选择！

那如何清除恐惧呢？以下方法和建议可供试用：

◇允许自己有恐惧，而不是否认和压制。承认自己有恐惧，接受自己有恐惧的感觉，这是释放掉恐惧情绪的前提；

◇恐惧的时候人会有很多的想法、画面、设想等，你要做的是把注意力从大脑转移到身体的感觉层面，比如胸口发紧难受、身体发抖或是什么地方不舒服；

◇在整个过程中，你只是接受和感受自己身体的感觉，接受那个不舒服，和它在一起。对这个感觉放下评判，放下讲大道理，放下有所为，放下想要人为控制、打压、打断和干涉的企图；

◇情绪是一股被压抑的能量，就是通常被人不承认所压制起来而形成的一股潜流。只要这股潜流还潜伏在那儿，迟早都会爆发，人迟早会受其影响。所以，清除恐惧的根本方法是向内釜底抽薪！这股情绪的能量会因为人不去抗拒它，而慢慢地开始从身体释放掉；

◇为了让你的感觉更明显，或将恐惧清除得更彻底，你可以设想出最坏的结果或情景，或在纸上一条一条地往下写（层层追问），看看自己到底最怕什么，在整个过程中，只是如实地接受自己的感受；

◇刚开始，在练习这个方法时，最好安静地坐下来什么都不做，不在情绪的驱使下做事。等练习熟练了，就可以一边处理情绪，一边做其他的事，不影响正常的工作和生活。

◇如何判断情绪释放得差不多了呢？就是你突然感觉身轻体快了，感觉被卸下了一个重担，心平静了、亮堂了！知道该怎么办了。

◇某种情绪如果以后还出现，说明总储蓄库里还有，以后遇见坚持释放就好。

整个方法的核心，是对情绪保持一种有意识的状态，而不是无意识地被情绪推着走。意识到自己有情绪了，就接受它以及它带给自己身体的感觉，不逃避、不发泄，只是静静地接纳和感受，静待其释放完毕，释放的速度取决于你不抗拒的程度！

最后的建议，就是把这个方法融入生活中，成为习惯的一部分，在生活中，默默地使用这个方法。日子久了，处理情绪的功夫就会在潜移默化之中，越练越深。恐惧清除得越来越少，你就会活得越来越自在！

对你的情绪保持有意识

其实，在生活中处理情绪，有一个简单的方法，就是对你的情绪保持有意识。在对情绪保持有意识的同时，可以"顺其自然、为所当为"，即接受自己有情绪的现状，但仍然做自己该做的事，比如正常地工作和生活。

这是一种在潜移默化之中消融情绪的方法，因为处在有意识的状态，即知道自己有情绪，所以可以最大限度地避免或是减少情绪的转嫁，比如在知道自己有情绪、心情不好，提前有思想准备的情况下，就能预防把情绪发泄给别人。

这种方法与之前带着情绪生活的根本区别在于：之前更多的是处在一种无意识状态，即完全是被情绪推着走的，就像一个机器人一样被编好了程序。而现在是处在一种"有意识"的状态，即知道自己有情绪，这种意识、觉知、觉察的力量也是威力很大的，可以随着时间在潜移默化之间，默默地消化、融化掉情绪，让人逐步摆脱情绪的控制，打破之前自己受制的顽固模式。

而且，这种方法的最大好处是柔和性，最大限度地不影响正常的工作和生活，可以在日常的工作和生活中坚持使用。

（注：以上方法不同于传统的"森田疗法"，其核心是防止人无意识地被情绪所控制。）

开启你的疗愈之旅

做你自己的心灵疗愈师

从根本上说，每个人都是自己最好的心理医生，因为最终只有自己最了解自己。做自己的心灵疗愈师的好处是：

◇你不需要把内心的秘密或是创伤性的经历告诉任何人；

◇无须担心被贴上"有病"或是"病人"的标签，背负沉重的心理负担；

◇避免被忽悠，因为你所有的感悟和收获都由自己亲身体证而来。

什么情况适合心理疗愈：

◇工作生活压力大、负面情绪多，需要情绪减压；

◇有创伤性的经历需要处理；

◇学习了很多心理课程，或是参加了很多心理活动和体验，但没有发生大的改变。学的东西一直停留在知识的层面，没有转化成自己内心的真实体验；或是学的东西并没有使生活品质发生切切实实的改变；

◇有过很多心理自助或求助的经历，但仍然觉得根源问题没有解决，内心深处总有个地方隐隐作痛。内心最深层的诉求一直没有得到满足，驱使着自己不停地向外寻找；

◇修行多年，苦于没有实质性进步，感觉被卡在某个地方，希望能突破瓶颈；

◇身体经常处于病痛状态，需要调节病因性心理。

苦不是人生！

不知从何时起，"苦才是人生"成了一句口头禅，被广为传播，影响甚广。这实在是一个天大的误会，因为如果有老天，并且它对人只有一个要求的话，那一定是好好地活着！

有道是："天之道，利而不害。"所有的痛苦都是"人为"的，所有的痛苦都源于无知或无意识。所谓无意识，就是人只是感到很痛苦，但不知是怎么回事。

痛苦说到底就是一堆情绪的复合体，痛苦只是各种情绪的统称，让人产生痛苦感觉的情绪，有羞愧、内疚、自责、负罪感、犯错感、恐惧、悲伤、愤怒、焦虑，等等。

一个人感到痛苦，是因为负面情绪太大了，把人好的心情全给遮蔽住了，以至于感受不到当下触手可及的幸福，对当下随处可见的美好也视而不见。

生命的本意是享受健康，人生本来是个享受健康的过程，你需要做的只是清除负面的情绪，让本来的朗朗心空得以显现！

不要带着自卑和痛苦去追求成功

不要带着自卑和痛苦去追求成功，否则，容易自虐。

人做事可以是出于不同的心态，然而不同的心态带来的结果迥然相异。带着自卑和痛苦，人往往处在一个自我仇恨、自己和自己较劲儿的状态，即使成功，痛苦仍在。这就是为什么很多人功成名就之后，反而抑郁了，甚至自杀了，让人匪夷所思。其实根源是他们内心的痛苦还在！因为最初追求成功的动机是痛苦，在追求成功的过程中又继续积累痛苦，结果是更痛苦，痛苦就像滚雪球一样越滚越大。

当人在达到自己最初预期的、孜孜以求能给自己带来幸福的成功目标后，却发现痛苦还在，会非常失望甚至绝望。

需要有明确意识的一点是：带着自卑和痛苦去追求外在的成功，并不一定会使内心的自卑和痛苦消失。因为从始至终自卑和痛苦就不在外面！带着自卑和痛苦去追求外在的成功，容易让人陷入一个误区和死胡同——一直用外在的方式来解决内在的问题！

而最直接的方法是返回内心，去直面和清除自己本来的自卑和痛苦，让自己在一个阳光的心态下，迈向成功！真正的成功可以没有痛！

自救者天救！

人只有自救的意愿特别强时，才能吸引来相应的帮助，所谓"自助者天助"，人自救的姿态和意愿，就像是一种邀请性的姿势，有机会启动人体更高的力量——"精神"的介入！

人的精神力量是无穷的，在心理治疗中，即使是一些非常顽固的成瘾性行为，也只有借助人的精神力量，才有可能得到解决。精神是唯一可以平衡本能的力量！

精神的力量有着专一专注和势不可挡的特征，而人通常很容易处在一种意识散漫的状态，容易迷陷于各种更加分散注意力的事情，让自己变得越来越无力，更加厌弃自己！这种状态

时间长了，人很难再有勇气和力量找回自己，去直面真实的
自己。

真正的心灵疗愈会带来什么

对于很多渴望在心理、心灵层面获得提升的人们，尤其是
已经学习了很多心理课程、希望能有极大提高，却被困在某个
地方的朋友，需要注意的一点是：人不经历深度有效的疗愈，
很难有大的突破，这一步很难绕开！

除了解除内心痛苦、改善生活品质，真正的心灵疗愈带给
人的最大收获是，能把人带上一条自我检验真理的内心成长之
路。即所有的体悟都是你自己亲身体验和体证出来的，而不是
别人告诉你或仅是听说过、仅在书本上看到过。完成从大脑的
积累知识向内心的真实体验这一转变，人才算是真的入了门、
上了道！

真正的心灵疗愈，可以帮人打开悟性、使脑子开窍，与内
心的智慧和内心指引建立连接。人可以更多地依赖灵感和更敏
锐的直觉，凡事可以和自己的心合计，从自己的内心找到答案。
每个人的内在本来即有天生的自我调整和自我超越的能力，只
是被痛苦遮蔽住了。而真正的心灵疗愈就是要清除痛苦，把人
带回好的状态。

在没有有效的心理疗愈之前，人处在一个脑子稀里糊涂、
浑浊和不开窍的状态，没有分辨力，把大把的时间、精力、金

钱，都花在了名目繁多、好看而不中用的知识体系上，经历很多刚开始令人很"嗨"和获得很大快感，但事后让人更抑郁和更有挫败感的"打鸡血"课程。

你再也不需要疲于奔命于各种课程、各种活动和各种体验的路上，不停地听别人忽悠、看别人表演。人不再相信自己，是因为自我迷失已久！

你再也不需要没完没了地、强迫症式地去看各种心理类书籍，因为答案并不在里面。

你再也不需要没完没了地去做各种治疗，因为你的痛苦已解除，问题解决了还会有什么需求？！

你再也不需要总被一种任务还未完成、任由内心一个深层的诉求驱使着四处寻找，不停地经历从希望到失望再到绝望的恶性循环。

你终于找到久违的感觉，找回真实的自己，生命从未如此之鲜活，你感觉活得好踏实，稳稳当当地踩在大地上。

你终于可以好好地生活了，就像一个普通人，该做什么做什么，享受作为一个人的幸福！

没有"外在"，只有感觉

每个人都活在自己主观的世界里，活在自己的主观对外在客观的解读里。一个人对"外在"如何解读，取决于自己的感觉如何，思维（想法、看法）只是对感觉所做的合理化说明。

真正有效的心理方法，是深入到人的感觉里去直接改变人的感觉，而不是只停留在思维的层面分析个没完，这是衡量一个心理师的功力和心理体系深度的所在。改变了感觉，人自然会改变对事情的看法（思维）。

改变你的潜意识

潜意识在无形之中影响着人的所思所行。比如，人明明知道在某些场合或某些人面前，不适合说某些话，但还是不由自主、莫名其妙地说了，这往往就是潜意识在暗中起了强大作用。

潜意识就像是人生的底色，它往往和人生的方方面面一一对应。比如，潜意识里认为自己赚不到钱，表现在外在，赚钱就会很困难；潜意识里认为自己配不上优秀的异性，一旦遇到合适人选，就会立即找出各种貌似合理的理由予以屏蔽和封杀，不给自己机会，或莫名其妙地采取自我破坏行为，提前结束关系，等等。

想要知道自己的潜意识是什么，最简单的方法，就是去看看自己在生活里经常遭遇什么样的问题！

潜意识会让人形成一些限制性的人生模式，或总是被卡在某些地方，形成难以突破的瓶颈，极大地影响和限制人的自由度和行动力。人受挫的时间久了，自信心会受到很大的打击，甚至会麻木，把自己的"不能够"当成正常。

跳出无意识和潜意识，首先要开始变得有意识，人有意识的程度和自由度成正比！只有变得越来越有意识，才能照亮潜意识的盲区，不被潜意识暗中操控。

开启新恋情之前先要清理失恋的情绪

开启新恋情之前，最好先把过往的情感经历遗留下的情绪问题清理完毕。

过往的恋情（失恋）往往遗留的是一堆情绪，如典型的悲伤——"再也找不到这么好的了"；绝望——"我和爱情彻底无缘"；愤怒——"男人／女人没一个好东西"；自责——"我对不起她／他"，等等。

这些情绪不解决，要么让自己卡在某个坎儿上（瓶颈上）停滞不前，要么沉溺在过往的伤痛中无法自拔，要么影响自己现在选择的眼光、眼界和判断力，要么容易把过往积压的情绪转嫁到新的恋人身上，破坏新的情感关系的品质。

人的想法是由自己的感觉、感受和情绪决定的，感觉、感受变了，人的想法自然会变。比如，人在失恋的痛苦情绪下，会以为某某人是自己生命中的唯一，失去了这个人就意味着彻底失去了爱情！自己今生和爱情彻底绝缘了！其实这只是在情绪的状态下，戴着有色眼镜看到的假象，处理掉情绪之后，人就不会再这么看。

所以，在开启新恋情之前，最好先把过往的情感经历好好梳理梳理，把影响自己的悲伤等情绪清理干净，解除掉以往爱情关系的模式性问题，避免重蹈覆辙，出现同样结局（强迫性重复）。

爱情是男女双方的相互疗愈

爱情是人的潜意识表现最为活跃的一个区域，很多场合下无法出现的心理活动，会在两性关系中最为淋漓尽致地表达。在亲密关系中，人格面具被最大限度地卸除，人更容易展示出自己最真实的一面。

每个人都带着过往经历所形成的潜意识在生活，每个人都会多多少少地带着一些过往的创伤。在爱情关系中，正因为关系亲密，一方很容易激活另一方内在已有的伤痛。这时，痛苦的一方容易把所有的矛头和指责都指向对方，认为自己的不开心都是对方造成的。其实很多时候对方只是充当了一个刺激源的作用，只是激活了自己内在原有的伤痛，这个伤痛即使现在不被激活，以后也可能被类似的人激活。

爱情其实是男女双方的相互疗愈。意识到这一点，爱情关系可能会发生变化，他／她让我有机会触碰到自己内在原有的伤痛，并有机会抚平迟早都要面对的伤口，避免以后更大的痛。

从自我成长的角度看，不管一段感情维系多久，最终结果如何，都要感谢对方在自己生命中适时出现，为自己带来真正的成长和蜕变！

如何从心理的层面防治"疑难杂症"

从心理上防治身体的疑难杂症，需要明确以下几点：

第一，身心一体，心理对身体的影响，远远超乎每个人的想象。

第二，要知道是什么东西导致人容易生病，是犯错感和负罪感，这是导致人生病的心理根源和罪魁祸首，正因为有犯错感和负罪感，人才会相信自己应该得病，以此来惩罚自己。

第三，有了犯错感和负罪感，人就会无意识地去寻找各种证据来让自己生病，证明自己生病是正当的、是合理的、是对的。如在流行病肆虐期间，心里相信自己会感染上的往往最先中弹。

潜意识里的恐惧，会驱使人不停地搜集各种有关保健和养生方面的信息，结果饮食的禁忌越来越多，生活的乐趣越来越少，身体越来越弱，把自己搞成了泡沫人（bubble man，寓意是像温室里的花朵，需要层层的"防护"，碰不得）。

第四，一个"爱自己"的态度有利于人身体的康复。当人处在有爱的状态时，人的大脑会释放内啡肽，这是人体最好的免疫剂和抗癌药物，让人的身心融和，身体保持在最佳状态。而人通常是处在持续性的紧张状态——要么战斗、要么逃跑，身体释放出肾上腺素，极其耗能，当然也更容易生病。

第五，从心理上防治绝症的终极解法是开悟（enlightenment），超越对身体及其所有经历的认同。人所有的痛苦都源于坚信自己只是一个身体／肉体，所有的精力、注意力都围绕和关注在这个身体上，完全忘了自己是一个更高的存在、一个精神性的存在——觉（Awareness），觉知身体存在的意识。

爱是疗愈的终极之源

爱是疗愈的终极之源。

人的痛苦源于与自己的本质—— 爱——失去了连接，活在假象之中，迷失了真实的身份。痛苦的本质是一种分离感（separated）。

心灵疗愈所要做的工作，就是剔除假相，帮助人与自己爱的本质重新建立连接，恢复完整！

如何做到自我宽恕

自我宽恕是心灵疗愈中绕不开的一环。没有自我宽恕，一个人的心灵上空总是雾霾沉沉，深陷在各种负面情绪中，被犯错感和负罪感吞噬着鲜活的生命。

做到自我宽恕，最重要的一点是要看到：

人的本心或初心（本性）就像是电脑的硬盘，本来干干净净，在无意识和没有分辨力的情况下，输入了各种程序。而人的心就被这些程序所运转，依照既定的编程做出相应的反应。但人的本心或初心（本性），并不因这些经历，而发生任何的变化（不生不灭、不垢不净、不增不减）。

自我宽恕就是看到人性深处的"无辜（innocence）"与天真无邪，返回自己本性的原初状态。

自我宽恕带给人的是解脱与自由，因为摆脱了沉重的负罪感与犯错感，人反而更容易成为一个心中有爱的人，对别人更宽容、不会加以伤害！

关于抑郁的几个真相

◇找到根源，快速脱离抑郁并非不可能，不是说只要是抑郁，就非得经历数年、数十年甚至是几十年、一辈子的痛苦煎熬；

◇对抑郁做过度的学理分析，非但无助于消除抑郁，反而会起反作用，延误宝贵的时机。分析问题不是目的，解决问题才是王道！

◇对抑郁没完没了地分析，远不如一个情绪清除技术来得及时有效；

◇专业人员的指导和更高能量的支持，有助于加速脱离抑郁。

恢复自我修复能力

身体自有智慧

其实，身体本身是知道分寸的，这可以说是生命的一种自然智慧或是内在能力。当人放手相信身体本来的智慧时，身体自会张弛有度、自行调节。人体的绝大部分功能都在自动运转，脉搏的跳动、血液的循环等，都不是在人有意识地控制和驱动之下进行的。过多的人为干涉，会破坏和阻止了身体的自动调节功能。

心灵成长的捷径

在所有的心理方法中，有一条最直接和最有效的路，那就是爱自己和自我接纳。

爱自己和自我接纳，可以迅速把人从头脑的层面拉回到现实的体验层面，帮助自己真实的感觉和心建立连接，这是一个人发生根本性改变的前提，否则就会一直纠结在头脑层面的各种冲突中，不断地内耗。

爱自己和自我接纳到一定程度时，人就会处在一个内在和谐的状态，内心的智慧越来越显现，遇事时内心自动给出答案，人按照内心的提示即可。

心理状态的扭转需要完成哪些工作

一个人想要彻底扭转自己的心理状态，需要完成哪些工作呢?

首先，就是自我关系的修复。这是一个人发生根本改变的前提，在没有修复自我关系之前，人处于一个拧巴的状态。所谓拧巴，就是自己总和自己较劲，自己总和自己过不去，自我冲突与对立、自我打压、自我不支持，有点儿能量全用在内耗上了。所以，越努力，越悲催;越努力，越抑郁。

只有完成自我关系的修复，从内在的自我冲突到内在的合一和谐，人才能走上一天比一天好的良性循环，否则即使很努力，但总是觉得哪个地方不对劲!

其次，自我调整情绪的能力。人在生活中，不可能没有情绪和压力，如果没有一定的自我调整能力和情绪减压能力，势必会被情绪和压力整崩溃，成为情绪和压力的奴隶，很难感受到生活的美好和当下的幸福。

所以，人要学会处理情绪和压力的能力，在情绪和压力来的时候，可以有办法应对，不至于被压垮、逼到崩溃。

人如果能掌握以上两个法宝:既有爱自己的大方向，又有爱自己的具体方法——清除情绪压力，在生活中就会顺利很多。

心理改变的几个关键点

对于想要寻求心理改变的人们，有几个关键点需要注意：

第一，放下身架是自我成长的第一步。

人只有愿意放下身架，不再藏着、掖着，敢于去直面自己内心的真相和真实状态，才能大踏步地前进！自己对自己诚实、自己不欺骗自己，这是人生不走偏的根本保证。

第二，心理改变的方向和方法。心理改变有两个关键因素：一是方向；二是方法。

没有方向，人不知道要去哪儿。方向决定速度，心理改变的方向是要恢复爱自己和自我接纳的能力，人只有实现自我关系的合一，才不会把努力变成自我伤害，才能走上一天比一天好的良性循环！

心理改变的方向是要从外求回归内求，答案并不在外面，而在每个人自己的心里。目光从向外到回归自己的内心，这是心理改变中非常重要的一环。

大道理都懂，但就是做不到，这是多数人的困惑和被困住的地方，而方法就是专门解决"知行合一"这一难题的。只有有效的方法，才能帮助人发生切切实实的改变，重建信心，并最终走上一条依靠自己调节和自我超越的新路！

恢复你的自我修复能力

人体本身即有自我修复的能力，或者叫自我调整的能力，就像人体本身就有自愈能力一样。

人只有放松下来，自我修复能力才能出现。自我修复能力可以让人具有一种平衡紧张的自我调整能力，进入一种可以自动调节和自我调节的美好状态。但人处在持续性紧张的状况下，人体的自我修复能力就会遭到破坏，时间越久，这种能力被破坏和被埋没的程度就越深。这就是今天快节奏的生活下，为什么那么多人饱受健康问题困扰的一个重要原因。

其实，人所需要做的也很简单，就是想办法让自己放松下来，人只要放松下来，就没事儿了。人其实最需要的就是放松！这样，人体的自我修复和自愈能力才能出现，并占据主导地位。而人的自我修复能力一旦恢复，将成为一件了不得的事情，人不必再依赖于"外助"等方法，身体好像自带良药，有点儿小恙什么的，很快就能自行调整过来，人就像拥有了一件无价的法宝。这确实是一件值得庆幸的事情。

恢复了自我修复能力，人才能生活得更加从容，因为不管"外在"怎么样，你的内在具有了一种平衡的能力！

在自我接纳中前行

只有在自我接纳的框架和前提下，才能彻底解决问题。越是恨什么，越是容易附着在什么之上；越是打压，越是反弹。

人只有进入一个无条件自我接纳的状态，才能走上依靠自我调整的良性循环。否则，人的能量就全耗在了自我打压和自我较劲上。

人的能量如果没有用在内斗上的话，会是一个流畅的、不被打断和人为干扰的生命自然运行的过程，但一旦出现自我打压和自我对立，这个自我的生态循环系统就被打断了，就被羁绊在各种内在冲突上，产生出越来越多的问题。

只有回到自我接纳的层面，人体本来的自我调整能力才能重新恢复并占据主导地位，带着人前行。

恢复你的力量感

人在有力量的时候，会感觉天不怕、地不怕，做事情有一种确定感和清晰的方向感。但一旦失去力量或是没有力量的时候，就变得狐疑、犹疑，六神无主，处于做什么什么不对的不佳状态。

那如何恢复人的力量感呢？

◇直面恐惧的勇气。恐惧是让人丧失力量感的最主要原因。人如果顺从了恐惧，就会变得越来越没有力量；如果能超越恐惧，就会对自己越来越有信心，变得越来越精进。

◇专一专注的精神。没有专一专注的品性，人很难成事，人天性中意识分散的弱点会把人导向越来越多无关的东西。当注意力陷入越来越不集中的境地时，人很快变得无力。

◇坚持的品格。心理的成长着实不易，一路上必然会出现各种反弹甚至是暂时性的倒退，尤其是"老习性"因为要被卸载掉，所以会拼命反抗。这时候，人要心里有数，不要被表象所迷惑，以为自己哪儿出了问题。其实，某种程度上，这正是自己所做工作有效性的反向提醒，正因为有效，所以"老习性"知道你要对它动真格的，所以才会拼着命地反抗。

这是一个关键的分水岭，人如果被表象所迷惑，做了让步或退步，那就真倒回去了。但如果选择了坚持，就会"柳暗花明又一村"，功力再上一层！

也就是说，这时候决定人前进还是倒退的关键因素，就是坚持。坚持就像是水滴石穿，在不经意之间把"老模式"彻底瓦解掉。所以，决定人继续往前走还是越来越无力的关键就是坚持。在坚持的过程中，人处理各种状况的经验越来越丰富，越来越驾轻就熟，出现什么情况心里越来越有底，就能穿越重重险阻！

永远看事情好的一面

人在悲观消极、失望的时候，容易把自己一棍子打死，只看自己失败、一无是处的地方，完全忘了自己的优点、已经取得的长足进展，忘了自己其实已经度过很多的艰难险阻。似

乎把自己往死里整 / 贬，就能减少和弥补 / 补偿自己内心的自责感。

其实，这是一种让事情变得越来越坏和更不利于自己的心理习性，是人在不顺利的时候容易出现的心理倾向。了解到这只是一种心理倾向而已，没有别的，人就提前有了思想准备，不至于再出现这种情况时，总是被心理的伎俩骗来骗去（耍来耍去）。

当人以一个研究者的身份去观察、总结和不断熟悉自己心理的运作规律时，其实已经站在了一个新的制高点，站在了一个更有主动选择权的地位。原来影响人的心理模式也开始瓦解。

人要看到自己是一个更高的存在：想法只是一个频率的振动，而人是想法借以发生的更大空间；想法只是海面上的一个波浪，而人是那片广袤而深沉的大海！

你既然有力量让你的人生越活越悲惨，就有力量让自己的人生好起来，前提是永远要看事情好的一面，养成一种新的习惯，让这种习惯成为自己主导性的心理倾向（人生模式），进入一个感觉好、感觉更好的良性循环！

疗愈注意事项

过度强调原生家庭的影响可能起反作用

在分析影响人心理形成的诸多因素中，原生家庭是一个备受强调的重要维度。尤其是精神分析，更是把原生家庭对人的影响放在头等重要的位置，然而，过度强调原生家庭对人的影响，可能起反作用，起到事与愿违的效果。

第一，把所有问题的根源都归结到"原生家庭"及父母等抚养人头上，有可能造成归因错误，掩盖和遮蔽其他可能的真实原因。而对原因归结错误，无疑会让人努力错方向，毕竟原生家庭只是分析理论的一种。

第二，容易给现在的亲人关系带来不必要的损失，让彼此间心生隔阂，影响亲情的自由流动。让为人父母者增添不必要的负罪感与犯错感，显然不是心理疗愈的初衷与目的。

第三，需要看到的是，人是一个更高的精神性存在。事实上，每一个当下人都有自由选择的权利，而人的命运曲线也由人每一个当下的选择勾勒而成。把问题的原因归结到外在，容易削弱并影响人主观能动性的发挥。

第四，关注原生家庭问题很重要，让更多的人知道充满爱的成长环境对下一代的影响有多大，非常必要，但问题在于，如何知道还能做到？在"知道"和"做不到"之间往往是一大堆情绪在阻抗。成年人需要做的是对自己的情绪负起责来，在生活中遇到什么情绪就解除什么情绪，让爱恢复自由流动。人要去解决问题，而不仅仅是分析问题！

精神分析的限度与超越

精神分析作为心理学中经典的方法，其优点是可以像手术刀一般把人的心理条分缕析得很清晰透彻，但精神分析也有一些不容忽视的先天缺陷：

一，过度强调童年及原生家庭影响的倾向，有可能造成责任倒置或外置，即把自己现在所有困境的责任都归因于父母、抚养人、家庭及童年成长经历等因素的影响。而事实的真相是，一个人只有什么时候愿意为自己的人生承担百分之百的责任，才可能大踏步地前进！

二，造成与父母及其他抚养人的关系不必要的紧张，或使父母沉溺于过去行为的负罪感／负疚感和犯错感中，产生事与愿违的结果。对于原生家庭、父母等抚养人的真实情绪要如实接纳，这是释放掉情绪的前提，但最终的目的是要达成真正的理解。这种理解是在有效处理情绪之后由心而发的，而不是大脑在给自己讲大道理：即每个人在每一时刻所采取的行为，都不可能超出其当时的意识水平，每个人给出别人的爱都不可能超出自己爱的能力，父母能给予下一代的情感，很难超出他／她们在被抚养的过程中所获得的情感。

三，分析问题并不代表解决问题。精神分析是很有效的分析工具，但分析的目的是为了解决。精神分析容易停留、迂回和徘徊在思维的层面，而在情绪处理的层面乏力，但最有效的心理工作，恰恰是在处理情绪和深层的感觉、感受层面，这是一个人可以发生大的变化的前提。大道理都懂，关键是怎么做到！所以常见的现象是，一个人在接受了很长时间甚至是经年累月的精神分析之后，仍然停留和迂回在"谈论"的层面，内心最深层的诉求总觉得没有满足，而只要这个诉求没有满足，人就会痛苦。

四，没有爱的精神分析是会要人命的！精神分析可以把一个人分析得很透彻、很淋漓、很尽致，但如果没有爱做基础、做支撑，那无疑是伤害，这就像只把一个人的伤口血淋淋地晾出来而不做任何的处理。爱始终是心理疗愈的终极之源和心理工作能否有效的根本保证。没有爱的精神分析只是一个纯机械的过程，没有爱的精神分析最终会沦为一种纯技术的演绎。

五，精神分析最大的缺陷，恰恰是它忽略了人更高的存在——精神或是灵性的层面。精神分析无疑在人的心理层面，玩到了淋漓尽致的程度，但因为它忽略了人的身（身体）、心（心理）、灵（精神）中更高的层面——精神——而这才是人的无限存在。精神分析过度关注负面和创伤，有时显得悲观，既然什么都是幼年和原生家庭决定的，那就没必要做工作了。人作为万物之灵，恰恰在于有反思和超越的能力，有更高的灵觉之性！可以说，精神分析在开发人的精神潜能方面能力有限。

也正因为这一点，精神分析的创立者弗洛伊德的很多弟子，后来纷纷与之分道扬镳，另立门派。

修行的陷阱

通常，迫使一个人走上修行的最初原因往往是因为心理创伤。其实这时最需要做的也是最直接的方法，就是疗愈创伤，有什么问题直接解决什么问题。疗愈好创伤，开开心心地活着，比什么都好！

而修行容易出现的误区是，把人带离当下，去追求一个"异于当下"的状态，忽略掉问题的真正所在。比如一个内心有创伤的人，可以通过打坐的方式让自己的心静下来，但如果内心深层的伤痛及"模式"没有解除，再次进入生活情境时，很可能还是会闹心，还是会痛苦。

带着创伤去修行，容易掩耳盗铃、自欺欺人，搁置、延迟甚至是逃避真正的问题。在没有直面创伤、解决"原点"问题的情况下，人会越走越迷失！

修行更大的致命点在于，容易用外在的标准，来强压和打压自己真实的感受，拿自己的真实感受去削足适履适应外在的鞋子，对于一个内心已经有创伤的人，这容易造成二次伤害或再次伤害！只能加重内心的痛苦。这和真正的心灵疗愈在方向上刚好背道而驰！

真正的心灵疗愈，恰恰是去呵护人的真实感觉和感受，向自我合一的方向发展，而修行容易让人更加自我分离、更加自我分裂。只有找回真实的感觉和感受，人的生命力才能重新流动，恢复鲜活与活力。但在修行的人群中，我们不难发现，很多人已经把自己"修"得面黄肌瘦，甚至神情呆滞。

修行中更可怕的一种现象是，有相当一部分人被巨大的、几乎是漫无边际的负罪感和恐惧所控制和笼罩。他们处处有"禁忌"、"戒律"，而且还在向别人无意识地"兜售"和传染恐惧，其实只是因为他们自己恐惧。是背后无意识的负罪感让他们通过自虐、自我惩罚甚至是摧残身体的方式，来赎他们自认为的"罪"。

"天之道，利而不害。"人永远要切记的一点是，所有的痛苦都是人为的！所有的痛苦都是自找的！所有的痛苦都源于无知和无意识，所有的痛苦在本质上都是一种自我沉溺。

好好地活着才是最大的修行，折磨自己反而是对生命的不敬！

心灵成长的误区

心灵成长是近些年很热的话题，这和人们普遍压力大，想要寻求心理慰藉有很大关系，注意一些常出现的误区，可以尽早避开这些不必要的弯路。

误区一，从外面寻找答案，比如不停地看书、学习、上各种课程、参加各种活动，等等。

心灵成长的目的是要从外求回归内求，因为答案并不在外面，答案在人自己的心里。人只有从头脑层面的积累知识切换到自己内心的真实体验，才可能有大的顿悟，打开悟性，不再没完没了地从外面寻找答案。

误区二，急于当"大师"和"心灵导师"，实质是自卑、求认可心切，名为帮人，其实是想要营造居高临下于别人的快感。

有很多人在自己还没有"疗愈"和成长好的情况下，就开始自诩为"大师"和"导师"。在内在的高度还不够的情况下，一是很难有效帮到别人，二是因为自己有大的伤口还没有痊愈，很容易在"帮人"的过程中伤到自己，很长时间都缓不过来。

误区三，把心灵成长当成是一种"包装"来炫耀，比如吹嘘自己跟的老师有多牛、自己学的东西有多高深，这和社会上炫耀和攀比名利没有本质差异。或是以一个传教士的姿态去推销别人并不需要的精神体系，或以一个居高临下的师者和卫道士的身份，去教化和教导众人，招来别人的反感，等等。

误区四，在人的分辨力不高的情况下，人容易被外在的包装和名头所吸引，跟随或进入看起来很光鲜但实际很浅薄的体系，从事对自己没有实质性帮助的活动，甚至误入歧途，走入类似或是准邪教的组织，浪费时间和金钱。

总之，人不要被表象所吸引，最主要的是要看有没有真东西！

放下身架是自我成长的第一步

很多人想要成长，却又不愿意放下身架，结果就是阻碍了自己真正的进步。

不愿意放下身架，很大一个原因是以为放下身架是对别人的，怕放下身架被人看不起，其实真正的放下身架是指向自己的。

放下身架有两层意思：

一是为了了解自己内心的真实状况，愿意放下外面那层坚硬而冰冷的保护性外壳，敢去触碰和触摸自己最真实的一面。一个人要对自己的内心保持开放，让真实的心声至少有对自己表达的机会。这样，内心那些被封死的感觉和感受、情感才能重新流动起来，人的生命力才能变得鲜活。

二是从更高的层面讲，只有勇敢地放下虚假的小我（ego，身架），内在更高的自我（Self）、更有智慧的真我才有显露的机会。正是身架阻碍了人认识真实的自己！

恢复心理健康是一个祛除浮华的过程

很多所谓的心理疾病或心理问题，其实就是因为"装"，专搞一些浮华和浮夸的工程，为了显得在别人面前有面儿。当人花心思一心琢磨外在包装时，就会忽略自己内心的真实需要和真实心声，而搭上失去心理健康的代价！

当人一旦踏上追求浮华之路，就会为了别人的认可而不是为了自己的心活着，时间长了，人就会变得越来越轻浮、心静不下来，处在一种持续性紧张和焦虑的状态，人一直在防御，害怕别人"看穿"自己，当然会很耗能！而人一旦无法放松，健康就容易出问题！

而且，"装"的最大代价在于，自我价值感建立在外在，内心并没有真正的自信和自我认同。虽然外在工程搞了不少，也很卖力，但白忙一场，因为底子是空的！这种状态无疑更容易出现心理危机。

所以，大道至简、返璞归真，恢复心理健康也是一个不断祛除浮华、用真相替代假相的过程。

如何选择心理师？

如何选择适合你的心理师呢？以下标准可供参考：

◇真实。真实是一个最为基本的标准，你选的心理师应该是一个真实而非伪善、专玩花哨和包装的人，这直接决定了双方能不能建立起真诚和信任的关系，影响到双方今后很长一段时间的相处。

◇"做事"。你选的心理师应该有一个"做事"的心态，所谓"做事"的心态，就是说是把"做事"的品质和纯度放在第一位，摆在形式之上。

◇有真东西。有真东西，意味着要有足够的深度，可以看到问题的真相，直指问题之核心，从根源上做工作。只有从根源上做工作，一个人才能发生持久和根本的变化。

◇高意识能量。高意识能量意味着一个人的意识水平（能量）要有足够的高度。

通往更高状态

卸掉大脑的强迫性思维

人的大脑是一个相当耗能的地方，尤其是当思维成为一种强迫性的、停不下来的冲动时，大脑已经不是在为人服务了，而是僭越而上，成为"主子"。

大脑的强迫性思维和喋喋不休的杂音，让人无法享受片刻的安宁，整天被迫观看大脑自导自演的各种大片（肥皂剧），一会儿把人送到天上，设想出各种美妙的场景和各种美好前程；一会儿又把人拉回现实的地狱，开始担忧、恐惧。这就是大脑每天在做的事。

卸掉大脑的强迫性思维和杂音也是有章法可循的：

第一就是釜底抽薪。欲卸掉大脑的强迫性思维，先要卸载其背后和底层的推动性力量，驱使人的思维不断地向外扩张。

而卸掉这股强迫性力量的最好办法就是从情绪入手。

从进化心理学的角度讲，是先有感觉和情绪，后有思维和想法。也就是说，思维和想法是建立在相应的情绪和感觉之上，有什么样的感觉就会有什么样的想法。比如，一个愤怒的情绪可以产生和演化出无数的想法（如想要报复等），这些想法让人设想出无数的场景来强化自己已有的情绪。所以，解除强迫性思维的根本之道，是要卸载掉其背后的情绪能量（愤怒），这样，想要报复等想法才能成为无源之水。

思维是为了证明相应的情绪（感觉）而存在，思维是情绪的合理化说明！

第二是观察思维。做思维的观察／测者和研究者，最好的心理学就在生活之中，其实每个人都可以成为自己最好的心理学家。做思维的观察／测者，就是研究思维的运作规律和特点。

成为思维的观察者，也就意味着人开始脱离强迫性思维的影响。

但"观"、"观察"、"静观"需要人没有情绪或情绪不大，人在情绪很大的状态下，是无法做到"静观"的，"观"的意识很快就被搅下去了，所以，此方法可作为补充。根本的方法还是要解除情绪，卸载掉思维背后的强迫性力量和动力源，人才能更多地享受宁静和进行"静观"！

为什么不能以出世的心入世

常听人说，要以出世的心入世，但为什么一般人做不到呢？出世的心入世，通俗点儿说，就是用"玩儿"的心态做事，这"玩儿"的心态其实要求蛮高的，要做到确实不容易。

"玩儿"的心态，要求人没有情绪的卷入，但大多数人每天都是被情绪卷来卷去！就像人们常说要"静观（其变）"，但关键是心不静，哪儿来的"观"啊？！

所以，没有扎扎实实处理情绪的功夫，这些高境界很容易落空，成为天花乱坠、空中楼阁式的说辞。

是什么东西阻碍了人"明心见性"

既然说人人皆有佛性，那到底是什么东西阻碍了人"明心见性"？更常见的情况是人的心被各种情绪和无休止的杂念所遮蔽和侵扰，"总为浮云能蔽日"，别说"明心见性"，就连享受片刻的宁静都很难。

所有的开悟大师都指明一个真理：你的本性就在那里！就像乌云遮住了太阳，只有乌云散尽，朗朗晴空才能得以显现。想要"明心见性"，最需要的不是去研习什么外在的高深理论，也不是去积累什么新的知识体系，形成更多的"知障"。

"佛是自心，莫错礼拜"。你唯一需要做的就是，返回自己的内心，直接清除掉通往内心智慧的障碍，让自己内在早已等候多时的智慧得以显现！

如何让自己变得更随和

随和的人往往走在哪儿都受欢迎，很少有人会抗拒随和的人，因为他/她们没有攻击性，不会让人紧张，可以让人保持放松。所以，改善人际关系的一个好办法，就是让自己变得更随和，那要怎样才能变得随和呢？

首先，随和不是靠强压自己实现的，强压自己，效果往往不会持久，而且容易在日后转嫁情绪。真的随和，是内在没有情绪的应激性，不会轻易被外界所激惹/刺激，不会像炸药一样一点就着！

让自己变得随和，关键是要学会解压，就像把储气罐里的气放出来一样，可以随时随地处理自己的情绪。没有情绪的应激，人自然会变得随和。

如何激活爱的能力？

这里的"爱"不仅限于男女之间的情爱，而是指人的"本质"存在（Being），当我们处在有爱的状态时，可以很明显地感觉到整个身体是非常柔软舒服的（其实这才是人的常态）。处在有爱的状态时，人的大脑会持续性地释放内啡肽——人体天然的疼痛麻醉剂和止痛剂，这是人体自带的最好的免疫剂！最重要的是，激活人的爱的能力，可以实现自我疗愈。

那么，如何激活人爱的能力呢？以下方法和建议有助于你打开自己爱的开关，当越做越熟练时，就像是找到了一个切换开关的按钮一样，会非常迅速有效。

◇爱自己和自我接纳。通过爱自己和自我接纳培养、增强自己爱的能力。

◇想象人生中那些曾经最感动的场景、画面、事件，用感动的能力唤醒爱的能力。

◇真心希望别人好，当我们真心希望别人好时，会感觉整个心都很柔软，这样做最直接的受益人是自己！

◇扎扎实实掌握一种处理情绪的方法。人之所以爱不出来，是因为大多时候被痛苦情绪遮蔽住了，所以，要能够清理情绪，这样爱的阳光才可以常驻！

如何走上自证自悟的路

有很多喜欢修心或是修行的朋友，听过很多的"开示"，见过很多的师傅，看过很多的经典，学过很多的课程，但依然是困惑，或是仅仅停留在理念的层面，还没有太多属于自己的体悟，智慧并没有变成自己真正的体验！

如何走上一条自证自悟和活得越来越明白、状态越来越好的路？结束依赖外在，开启自己内在的智慧，在生活中真正地自我体证和检验真理，而不是盲从。答案是：扎扎实实地坚持处理自己的情绪。

只有从情绪的层面入手，人才能走上一条"落地"的修行之路，在不偏离实际生活的过程中，亲身去体证"智慧"，不再鹦鹉学舌般地复述各种"理念"，完全回到自我"体验"的层面。在调理情绪的过程中，让自己的状态越来越好，真正地有所改变，人才能有信心！

开悟之前脑子先要开窍

开悟之前，脑子先要开窍。开窍就是打开悟性，悟性打不开，读再高深的书籍，也是不知所云或是无法发生同频共振，只能机械地、鹦鹉学舌般地复述别人的言论，永远走不上自证自悟的路。

脑子开窍，需要疗愈创伤和清除痛苦，人的本来状态就像是天上的朗朗晴空，痛苦和创伤就像是乌云和厚厚的雾霾，把人的本来面目遮住了，让人沉浸在痛苦的情绪中，无法自拔，更无法窥见本性。

疗愈了创伤和痛苦，人就能从情绪的沼泽地中爬出来，不再在情绪的驱使下行动，如带着情绪到处骂人；疗愈了创伤和痛苦，人的内心就会平静，就能为外界传递更多的平和与正能量，而不是负能量；疗愈了创伤和痛苦，人就会打开悟性，就会越活越明白，不再稀里糊涂、人云亦云！

人为什么静不下心

影响人心静的莫过于"一波还未平息、一波又来侵袭"的情绪，以及喋喋不休的杂念，正是无休止的情绪和杂念让人无法享受心静的美好。

进化心理学表明，感觉和情绪的能力先于思维能力出现，思维能力是进化后期才出现的。具体而言，思维是对感觉和情绪的合理化说明。一个感觉或情绪，可以引发无数个念想，比如，对某个人很生气，这是情绪，随之而来会有很多"某某人是个王八蛋"、"我要给他/她好看"等诸如此类的想法。脑海中还会浮现出很多场景，比如设想自己正在教训某某人，等等。

也就是说，一个情绪可以在大脑中编造出无数个故事，让人反复回味，这是脑子停不下的主要原因。停不住的杂念背后，往往隐藏着还没有被人意识到或不愿意面对的情绪，很多是关于生存的恐惧。

情绪解除了，与之相关的念头、杂念、遐想等也就失去了存在的基础。随着人情绪的减少，心自然会静下来。

心灵的自由是一种中间状态

心灵的自由是一种中间状态。所谓中间状态，就是不执着于任何一端，怎么样都可以，怎么样都没有情绪。

自由，意味着可以选择，可以选择这样，也可以选择那样，而不是被迫、不得不、必须。

做到这一点，要求人没有情绪。固守某一"极"，背后往往有一个无法撼动的信念，而之所以无法撼动，是因为有一大堆压着的、不愿意面对的情绪，尤其是恐惧。

不愿去审视情绪的代价就是牺牲了自由，牺牲了人的自由度。压抑情绪会让人越来越处于一种无意识的状态，表现出来就是，容易被逼入死角、陷入被迫的境地，每天感觉是被驱使着工作和生活，对此自己又无能为力。

而"被迫"会让人产生愤怒，这种愤怒可以表现为：一是对外的，即将情绪直接发泄和转嫁给别人，制造冲突与对立；二是对内的，表现为自我攻击，自责、内疚，这会导致人抑郁、无力，有能量被卡住的感觉。

从疗愈到静心

人的心静不下来的一个主要原因是，积压的负面情绪和过往的创伤没有得到及时处理，潜藏在意识深处时不时地出来捣乱，让人闹心。

如果人不做彻底有效的心理疗愈，单方面去求静心，往往效果甚微，还会闹心！心静的能力，很大程度上取决于解除闹心的能力，心静不是刻意求来的，而是不再闹心之后自然会呈现出来的。心静才是人的自然状态。

疗愈主要解决的是自我冲突、自我打压、自我关系不和谐的问题，全面恢复爱自己和自我接纳的能力。人不和自己较劲，就不容易和外在较劲，心自然会静下来。

　　静心，之所以为古往今来无数的人所追求，是因为静心是痛苦的终结，在心静的状态下，人没有痛苦，感受不到痛苦。这是每个人终其一生都在无意识寻求的东西，不管外在追求的是什么！

第二部　静心

心不静，"神马"都是浮云

心不静，一切都是虚的

随着人经验和经历的积累，会慢慢地感觉到，心不静，一切都是虚的。之所以说是虚的，是因为人如果心不静的话，每天就像是在坐过山车或是在打鸡血，一会儿激情澎湃、热血沸腾，一会儿又挫败感来袭，把人整个打到谷底。

人如果心不静的话，永远都跳不出这种内在的轮回，轮回首先是内在的！人不是"驾物以游心"，而是变成心的奴隶，被心制造出的各种念想和意象牵着走，一波还未平息，一波又来侵袭，永远都没个完。心情大起与大落、大喜与大悲，永远没个安静的时候。

人只有心先静下来，可以享受片刻的安宁，才有机会感受到生活的美好，才能谈得上幸福！否则，精力全放在闹心上了。

没有内心的安宁，一切都是浮眼烟云

没有内心的安宁，一切都是浮眼烟云；

没有内心的安宁，人就在痛苦与痛快之间来回地折腾；

没有内心的安宁，人的心境就在上下之间波动翻滚；

没有内心的安宁，常常是期望越高、失落越大；

没有内心的安宁，人的能量就在害怕得不到和害怕失去之间消耗殆尽；

没有内心的安宁，"打鸡血"的快感和激情褪去，紧接着的就是痛苦来袭；

没有内心的安宁，人就不停地沉溺于给自己制造幻想；

没有内心的安宁，"嗨"完之后人更抑郁；

没有内心的安宁，很难跳出从希望到失望再到绝望的恶性循环！

失去内心的安宁，任何成功都没有意义

人是一种非常荒谬的动物，活着的时候不好好活，为死操心，临死的时候，又后悔没好好活过，留下各种不同版本的"临终几大遗憾"。

没有成功的时候，想着盼着、拼着命地去争取成功，成功之后，又害怕失去。

没有内心的安宁，任何成功都没有意义。失去内心的安宁，成功之前是一个痛苦的等待和煎熬过程，而成功之后又是一个更加焦虑、焦躁甚至抑郁的过程。

追求成功本身没有错，但人真的要停下来好好想想，看看

自己到底想要什么。如果没有内心的安宁作保证，即使获得成功，内心也空空如也，感觉什么都没得到！

只有内心的安宁才能持久给人最稳定、最可靠的感觉。

人世间所有的享乐不及心静的万分之一

人世间所有的享乐不及心静的万分之一，不及心静带给人的持久的满足感。即便是最让人魂牵梦绕、放不下的性爱，带给人的愉悦也是短暂的。

人世间的享乐有一个特点，那就是短暂性和依赖性，即都依赖一个外在的客体，依赖外在的人或是物，必须以一个外在的存在为实现的前提。

短暂性体现在，在通过外在的方式获得暂时的满足之后，很快人就会有空缺感，甚至是挫败感和抑郁感。

这种享乐令人的目光永远向外，在当下的空缺与未来的满足之间永远有一条不可逾越的长河。

而心静带给人的满足是"当下即永恒"，当下即圆满的感觉！在心静下来的一刹那，人回到"本自俱足"的本性。不需要再从外面获得满足，这种满足是内在的，这种满足的源头在内在，带来的是当下即解脱的状态！

外在的追求不会终结内在的痛苦

通过外在的追求来实现内心痛苦的终结，这个方向走反了！结束内在的痛苦可以直接达成，越外求，越痛苦；越痛苦，越外求。而向内直接结束痛苦，很简单，那就是让心静下来，心静即是痛苦的终结！人在心静的状态下，没有痛苦。

"断舍离"的真实含义

极简式的生活

极简式的生活，不是什么都不要了，而是指把耗能的地方能减都减下去。

极简式的生活不是不要名利，以为生活就是苦行和苦修。

极简式的生活，能保持能量聚焦，而人通常容易处在一种意识分散、注意力涣散的状态，在生活中就是东一榔头西一棒槌，这儿抓抓那儿挠挠，把能量全耗散掉了，所以也很难成事儿。

成事儿需要聚焦与专注，这样人的心才能静下来，会有更多的灵感和更敏锐的直觉，指引人更好、更有效率地做事。

简洁之美

简洁是一种力量，不仅可以让人的生活化繁为简，节约宝贵的时间、精力，还可以让人越来越安静，大大提高生活的品质。可以说，简洁让生活变得更美！

"断舍离"并不是要刻意地回避什么或是彻底地抛弃物质，而是选择过一种精简而有效的生活，最大限度地把耗人能量的冗杂之务（物）减下来，生活越复杂，能量就越分散。所以，历史上的一些大艺术家或是能成大家者，都是精简和极简的典范：一生只做一件事，将一件事做到极致！

简洁本身就是一种美，在生活中可以有意识地实践简洁之美，在这个过程中去体会简洁的力量。比如，尽量不说无用的话，不说废话；做事切中要害；减少和杜绝无用的社交，等等。这样，人的意识才能保持专注，把宝贵的能量用在刀刃上。因为减掉了不必要的事，生活方能回归从容与美好！

"断舍离"的用意

"断舍离"并不是故意要放弃物质，而是抛弃那些没用的、耗人能量的、浪费时间精力的甚至是生命的生活模式，好让人保持身轻体快、心无挂碍！

比如囤积根本就用不上的物件，结交八竿子都打不着的人脉，积养一些严重损害身心健康的顽习，这些行为让人越活越累，而背后都有着深刻的心理成因，比如囤积的背后是有贫瘠感和不安全感；结交没用的人脉背后是孤独、求认可、总想谋求额外的利益，等等。

"断舍离"更深的用意，是彻底抛弃那些让人无法活得超脱和洒脱的心理垃圾！

需求和欲求的区别

想必每个人都有过体会，人在心相对静的时候，真正的需求并不多，需要的物资也很有限。

而欲求则是超出人的自然需求之外额外的需求，并不一定是真正的需求，故称之为"欲"。很多时候欲求和闹心相连，是心不静的产物，越是闹心，人的欲求越是旺盛。

需求的特点是必要性，满足了即可；而欲求的特点是要了还想要，越要越想要，永远期待着"下一口"。被欲求控制的时候，人仿佛被一股莫名其妙的力量所驱使，抓狂，火烧火燎。

欲求的极致，是发展成停不下来的"瘾"，欲罢不能，遭受痛苦的折磨！

"快感"和幸福感的区别

"快感"带给人的是一时的满足，快感过后人往往会有一种更大的挫败感、失落感，甚至是抑郁，人很快在不满足感的驱使下再次去寻找快感，总是期待着"下一口"，心总是在奔往下一站的路上！永远都没个头。"快感"是短暂的，也是易逝的，快感满足的基础建立在外在。实现"快感"的过程中夹杂着焦虑、紧张、各种各样的张力。

而真正的幸福感和心静相连，带给人的是内在的长久满足感，哪怕只是一刹那，也是"当下即永恒"的感觉。

心静是你的选择

把内心的安宁作为人生的首要目标

这个世界上最值钱的东西是什么？是心静！心不静，花钱都闹心。人只有充分认识到心静的重要性，才会把内心的安宁作为人生的首要目标。而只有当人把心静放在首位时，心才有静下来的可能。

心不静，人就会被各种波动裹挟着走，一会儿"嗨"到天上，一会儿又摔回地下，没有一丝安宁。

人在极度浮躁、失去内心安宁的时候，甚至会有生不如死的感觉。

之所以要把内心的安宁放在首位，是因为人只有在内心安详宁静时，才能感受到幸福，才知道什么叫活在当下！

心静是一种选择

心静首先是一种选择无论发生什么情况，人都把心静作为第一追求。

很多人误以为静心是一种很消极无为的状态，以为动起来就是好，可是多少的动起来其实只是盲动，背后是恐惧在驱使。

宁静方能致远！心静时最有能量。人在心静的状态下，身体各部位会处于最佳的运转状态；人在心静的状态下，人际的冲突与摩擦会降到最低；人在心静的状态下，可以做出更符合内心意愿的决定，而不是一时的冲动；人在心静的状态下，注意力专一专注，效率达到最高，最大限度地避免了穷忙和瞎忙；人在心静的状态下，灵感涌现，极富创造力；人在心静的状态下，心会变大，原来是事儿的现在不是事儿；人在心静的状态下，痛苦消失……

心静是一种选择。人能到哪儿，取决于想要去哪儿！

人为何会害怕心静下来

有一个很奇怪的现象，人们尽管口口声声说，想让自己的心静下来，但其实人是极度害怕自己的心静下来的，甚至会把心静当作一种不正常的状态，稍微一静，就立即想逃，通过各种方式让自己回到喧嚣、刺激的环境中。

人们误以为，生活要想正常进行下去，就必须得动脑不停地思考；人要想成事儿，就必须得处在一个"打鸡血"、充满欲求的状态。其实，这是一个莫大的误会！成事儿需要的恰恰是心静的能力，宁静方能致远。

人在心不静的情况下做事儿，多半会是瞎忙乎！制造出更多的麻烦，越忙越乱，越乱越忙。

人在心静的情况下，会有更多的灵感、直觉和洞察力，做事时甚至会有一种行云流水般流畅、一气呵成不费力、淋漓尽致的感觉！

痛苦源于活在假象之中！痛苦是因为人把正常当成了不正常，而把不正常当成了正常。但人只有在痛苦得要死要活的时候，才懂得放手，才知道心静的好处。

让静心成为一种生活方式

传统上，人们往往需要通过专门的活动来实现静心，如打坐、冥想等，但这样的局限性在于：

◇必须拿出单独的时间和空间去做，这对于日常事务繁忙的现代人来说，实难做到。

◇容易让静心与日常生活分隔开来，搁置现实问题。静心的时候容易心静，但一进入日常生活，原来咋样还咋样。

◇容易用静心来掩盖对真实生活的恐惧，错过最好的成长契机。

最好的方式是不脱离日常生活，在日常生活中坚持清理情绪，让静心完全融入生活之中，令静心生活化。这才是真功夫，这才是真修行！

人生最需要的是耐心

人生最需要的品质是耐心，焦躁是因为想要改变和控制事物自身自然发展的进程，当人的预想和事物发展的速度严重脱节时，人就会感到痛苦，就会有很大的情绪！

如果人有耐心，更能得到好的结果，因为好事成不了，大多是因为被人的焦躁情绪破坏掉的。

如何才能静心？

几种有利于心静下来的方式

◇做真事儿。人这辈子，无非活个心安理得，做真事儿可以让人的心静下来。尽管很多时候做真事儿不会立即眼前利益，但从长远看，一定是对自己最有利的，会让自己的内心变得越来越有力量。

◇做自己喜欢做的事儿。做自己喜欢做的事儿，可以让人的意志保持在既专注而又不是刻意用力的状态，可以把内耗降到最低。不会吃在碗里看在锅里，做手头事儿的时候还在琢磨其他的事儿。如果能把自己喜欢做的事儿变成职业或是事业，那是极好的。

◇多接近正能量的人和环境。和正能量的人或环境在一起，不但节能，而且还可以接收高能量，在自己意识不到的潜移默化之间，就已经开始发生变化。这一点要特别引起注意：当人进入一个正能量或高能量的"场（气场）"时，内在就已经开始在无形之中发生转变，只是人还没有意识到而已。随着之后生活经历的证实，会发现正能量强大的后劲和持久的推动力。因此，要更有意识地行使自己的自由选择权，多和正能量的人或环境在一起！

◇读高意识水平的书籍。高意识水平的书籍，其明显的标志是，读起来能够感受到内在能量的迅速提升，可以让人的心迅速静下来。不需要读很长时间，读一会儿似乎就足以抵消掉一整天的负能量。

◇掌握处理情绪的方法。人的心静不下来，大多是因为有情绪。掌握有效处理情绪的方法，应用到生活的方方面面，在不脱离日常工作和生活的情况下，即能实现静心的目的。

心静源于自我接纳

心静源于自我接纳。心不静的时候人是自我冲突的，内心分裂成敌对的几方，相互排斥。心开始不静的时候是个关键的分水岭，这时人往往去外求，去从外面寻找答案和解决方案，或想要通过抓住外面的人、改变外在来改变自己内心的感觉。但这样做的方向反了，结果是让自己的心更乱，让本已分离的心更加分裂。人在心不静的情况下容易做无用功、走弯道，越忙越乱，越忙越手足无措。

方向需要反过来，心不静、闹心的时候不是狂乱地向外抓，而是返回内心，向内与自己合一。人在自我接纳的状态下心会静下来，之后人自然会知道该怎么办。

如你所是

从古到今，有无数种静心的方法。然而，有一种更为直接简单，至今尚未引起重视、甚至被轻视和鄙视的方法：那就是通过修复自我关系，提升自我接纳度，悦纳真实的自己，而实现静心。

静心就是处在一个自我合一的状态！心不静，是因为总活在一个二元分离的世界里。

人的心闹腾，很大一部分原因源自自我关系紧张、自我冲突与对立，内耗大。人不接纳真实的自己，就会设想出另一个能给自己"快感"的理想的"我"，人为地建构出一个自我分离的对立状态。心摇摆在理想的我与现实的我的冲突与张力间，经历着幻想与幻灭的震荡起伏。

而心静是与当下的我合一，不再追求一个异在的我。心静是一个越来越向内合一的过程，而不是越来越向外分离。

逃避带来不了持久的静心

避开现实生活去静心，心也许会容易静下来，然而，如果一回到生活中又开始闹心，那说明问题并没有解决，这种心静不牢靠。与现实生活脱节的静心，很容易成为对问题的逃避。

而真正的静心源于闹心得到彻底解除，逃避带来不了持久的静心！

人害怕进入现实生活不是因为生活本身可怕，而是因为人害怕面对自己的情绪，看起来是逃避现实，其实是在逃避情绪。但情绪是逃不掉的，因为情绪不在外面，情绪自始至终都在人的心里，外面的人和事只是激发起了人内在已有的情绪。问题并不在于外面的人和事，而在于内在的情绪，解决问题的关键是要学会解除情绪。

在现实生活中，人应该及时解除情绪，把所有影响人静心的限制性因素一一解除，防止情绪继续潜伏下来破坏人持久的静心！

"心灵太极"养成记

人通常因为积压了很多情绪，经常是处在一种应激的状态，稍微一点就着，很容易被外界的人或发生的事，或是别人的言语，甚至是一个不经意的并非针对自己的表情所刺激。

随着人处理情绪能力的提高、情绪清理功夫的纯熟，外界的刺激作用会越来越小，人慢慢地开始像一个太极高手，于无形中解决问题。看似无力，实则最有力，所谓"无招胜有招"。

"心灵太极"具有以下特质：

◇由内而外的平和气质；

◇不易被激惹；

◇有为自己的情绪承担百分之一百责任的能力；

◇"非黑即白"强大惯性（定势）的弱化，兼容并蓄等。

需要说明的是，"心灵太极"和真正的包容是因为没有情绪，而不是强压、强逼自己的结果。

痛苦止于心静

人往往在痛苦的驱使下去寻求痛快（快感），来平衡内心的痛苦。而所谓的快感（痛快），是很快就会过去的感觉。所以，如果引起痛苦的根源没有根除的话，那痛快／快感过后，痛苦还是会找回来，人可能还是要在痛苦的驱使下，继续去寻找快感。于是，就形成一个痛苦—痛快的无尽循环和钟摆，人的能量就在这个钟摆间来回折腾和消耗。

跳出痛苦—痛快这一负性循环的根本方法，是直接清除掉内心的痛苦，让心恢复平静。痛苦止于心静！这样人就不再被迫用找快感的方式来平衡痛苦，避免能量的损耗。而人在心静的状态下，因为拥有了自由选择权，所以可以享受更多的生活之乐！

情绪的尽头是宁静

情绪的尽头是宁静。情绪需要的是内在穿越，而非压抑、发泄转嫁或是逃避。压抑情绪与逃避情绪不解决问题，会让情绪的能量积压起来，在暗中持续性地起破坏作用。而发泄转嫁情绪则会伤害身边无辜的人，破坏人际关系，自己事后还可能有负疚感，增加新的情绪。

任何时候，处理情绪都是第一位的，而不是带着情绪向外抓狂，让事情变得更糟更乱。情绪本身不可怕，可怕的是不敢去面对。真正穿越情绪之后其实人是平静的，知道这一点，或许会减少对情绪本身的恐惧。在没有情绪、心静的状态下，人更容易做出最佳决策。

静心与静观

人为何做不到静观

从古至今，静观是人们所追求的美好状态。那为什么难以做到静观呢？要做到静观，人要没有情绪，如果一遇刺激，人立即就有强烈的情绪反弹，那静观当然是待不住的。

也就是说，人只有在心很静的情况下，才可能做到静观。而人通常的情况是"总为浮云能蔽日"，终日被情绪所缚，心情就像坐过山车：一会儿阴云密布，一会儿电闪雷鸣，一会儿暴雨倾盆。

静观生活是怎样进行的

无论生活里发生了什么，
保持静观的姿态。
生活变来变去，
而你只是不变地"静观"。
你所做的，
只是静观生活是怎样进行的。
你是波澜不惊的大海，
情绪和念头只是海面上泛起的小浪花。

生活的悲喜剧仍会继续，

而你内在的平静越来越不被侵扰；

生活的湖面时而泛起涟漪，

而你深沉的内在越来越波澜不惊。

回到静观的意识

静观是一种更高的意识。通常，人的意识裹挟在情绪和杂念中，很难体会到那种无思无虑、很专注但又不是刻意用力的状态。

人停不下思维是因为不敢放下思维，没有思维人该怎么生存？

其实，在静观的意识中，人的灵感与直觉因为没有情绪和杂念的干扰，反而变得更加敏锐。人处在一种需要知道什么、到时自然会自动出来的状态，一切自然而然。

无为与静观

无为不是不做事，而是放下控制去做事，尊重一切之所是，尊重事物自身自然发展的进程，"为无为、事无事"。

"无为而为"的能力与静观的能力是同步增长的。当人的情绪越来越少时，人静观的能力，即超然于生活经验的能力就会越来越突出。

生活和做事也开始变得不那么费力，原来费力是因为情绪的卷入而内耗太大。

在"观"的意识层面没有问题

人的痛苦在于每天完全生活在情绪里，对自己更高的存在——"观"的意识——完全处于无意识的状态。问题产生于情绪的层面，只有在冲突和对抗中才可能产生问题。在"观"的意识层面，人从一个有利害关系的参与者，超然到一个没有任何利害关系的"观者"。

人所有的痛苦都源于坚信有一个个体的存在，所有的问题和痛苦都基于这个个体而生。在"观"的意识层面，人顿然超越到非个体的意识，顿悟自己"不生不灭、不垢不净、不增不减"、本性俱足的本性，由个体而生的所有痛苦、问题和烦恼也瞬间灰飞烟灭！

在本性自足的状态里做事

人通常的意识状态是一个从不完整到完整的体验过程，总是有一种时间的紧迫感和任务未完成的感觉，在当下要做的事和未来要达成的目标之间总有一个间隙，而人就活在这个间隙的张力之间，很难避免焦虑。

当人处在静观的意识里，和自己的本性相连接时，就会发现其实自己是本性具足、自性圆满的，因为静观的意识（本性）并没有任何的变化。带着这种本性自足的感觉去做事，做事的品质会慢慢发生变化，每一个时刻都是完整的，而不是因为任务完成才完整！

心安才能事安

先安心，再解决事

在生活中，可以坚守的一个原则是：先安心，再解决事。先让心静下来是第一位的，也是最重要的。心不静，带着情绪向外用力、向外寻找答案，只能让心更乱，越来越没有头绪。费了很大的力，但很多都是带着情绪做的无用功，费了力也不见得能很好地解决问题。这是一个相当耗能的过程。

人们通常在遇到问题时，喜欢立即向外抓狂，习惯于由外而内地解决问题。而先安心，再做事，是由内而外地解决问题，先把内在的矛盾和障碍解除了，外在才能理顺，没有了内在的冲突，外在自然会迎刃而解。

这是一种更加节能减排、省时省力也更能少走弯路的方式！

心静下来，你就能做出不后悔的决定

人经常会有做完决定之后没多久、很快就反悔和后悔的经历，主要是因为当时是带着情绪做的决定。人在心不静的情况下做决定，之后很难不后悔。人在情绪的冲动之下，很难做出明智的决定，情绪一变，决定也就跟着变了，所以事后很容易后悔。这种经历带给人的是越来越没自信、越来越不喜欢自己，越来越不敢做决定。

而人在心静之下，因为没有情绪的干扰，或情绪很小不足以被冲动主导，所以能够做出在当时最符合长远利益的决定，事后也不容易反悔。这种经历带给人的是信心，是对自己越来越有信心，并帮助人走上越来越喜欢自己和全力以赴支持自己的良性循环！

少走弯路的唯一方式是让心静下来

少走弯路的唯一方式是让心静下来。心乱之下，人容易把宝贵的时间、精力用在不停地试错上，或是不知道自己真正想要什么，确定的目标不能持久，因为不是自己真正想要的，所以行动力和执行力跟不上。在纠结的过程中，人的能量全内耗掉了，往往干着眼前的，想着其他的，注意力不能专一专注。

在很多次试错之后，屡屡失败的挫败感会逐渐消磨掉人的勇气，不敢再去尝试。而人在心静之下，会很清楚自己真正想

要什么，即使在执行目标的过程中，遇到困难和阻碍，也会因为是自己真正想要的，而能够迎接和面对挑战，把危机转化为成长的契机。做事的过程反而成了自我成长极好的机会。

心静还是心乱，直接关乎人会不会走弯路以及走多少弯路。心静下来，人才能和自己的内心连接，做出更符合自己意愿、不易变更和可以长期坚持的决定。

如何破解选择恐惧症

人为何会有选择恐惧症呢？那种左也不是右也不是、左右为难、犹疑不定的纠结和痛苦，实在是很折磨人。

人在选择困难的时候，心往往是乱的。带着情绪的心是无常的，带着情绪的心是善变的。在情绪的驱使下做选择或决定，往往一时过境迁，人就会后悔，因为心又变了。人会责备自己当初为什么那么傻、那么笨，想要抽自己。有过多次这种负面体验，人就会在做决定时游移不定，害怕重蹈覆辙，出现选择恐惧症。

人如果在没有情绪、心很静的情况下，往往更能做出明智的决定。而且，相信每个人都有过类似的体验，心静之下，其实人会有一种做事的自然倾向，人顺着这个自然倾向走就完了，那是一种不费力、甚至是很享受的过程。

所以，破解选择恐惧症的关键是：在做决定时，不带情绪，而是让心静下来，做出最符合心愿的选择。

效能源于心静

人在有情绪的时候做事，容易被情绪驱使着走，去做一些根本不相干的事，浪费时间和精力不说，还容易没事找事，给自己制造一堆麻烦。

而人在没有情绪、心静的情况下，目标专一专注，很清楚自己要什么，最大限度地减少和避免了没完没了的试错带来的耗能。因为心静，内心的冲突、矛盾、犹豫不定大大减少，会有更强的执行力，目标也更容易达成。

事实上，人在心静的状态下做事，做事本身也成了一种静心和享受，甚至会有一种行云流水般流畅的美好感受。当人进入这种模式时，生活的品质也已悄然发生变化。

答案不在外面

人不知道该怎么办的时候，往往是因为心太乱了，完全被情绪所遮蔽。东抓抓、西抓抓，试图从外面找到解决问题的答案。然而因为有情绪的驱使，很容易做无用功，反而偏离解决问题的方向，越来越远离问题的实质与核心。本来问题可能很简单，结果越解决越复杂！

其实每个人在心静的时候都知道自己该怎么办，"静生慧"，在心静的状态下，人更容易做出最佳的决策！那是一种自然而然而又内心确信、甚至是很享受的状态。

所以，直截了当的方法是掌握有效清除情绪的能力，随时随地释放情绪，让自己的心静下来，和内心的智慧建立连接，而不是去绕弯路从外面寻找答案！答案不在外面，答案就在你自己的心里！

培养静心的能力

怎么样都不难受的能力

如果一个人可以做到荣辱不惊、顺逆皆宜，老天拿你都没办法！因为你已经不被外在所影响。

让人难受的不是外在发生的事儿，而是人内部的变化——情绪和感受。人的内部如果受制于外在的变化，就只能被卷来卷去，不停地经历着"一波还未平息、一波又来侵袭"的痛苦轮回。人如果不执着于外部的变化，外在对人的影响就会越来越小。

人要修炼和具备一种能力——怎么样都不难受！怎么样都不难受，并不意味着人要故意给自己制造灾难和痛苦，故意把自己放置入一个不利的环境，也不是说人不可以有所为，而是说，人要做到不管外在发生什么，都不影响自己平静的心情！

独处是一种能力

独处是一种能力，人只有心静下来才能独处。独处不是孤独，孤独是带着无奈，而独处是一种享受！

人通常是在情绪的驱使下，有意无意地去找人倾诉，因为本身就是带着情绪的，所以在交流的过程中很容易有言语的摩擦，甚至是冲撞，结果搞得双方都不开心，甚至更闹心。

人有了独处的能力，才能有高品质的社交——不散发情绪和传染负能量，给身边的人传递更多的平和气息。有了独处的能力，才能有高品质的生活，减少那些没必要的、耗能的，甚至给人的生活减分而不是加分的冗务，可以节省下很大一部分能量，用来做自己喜欢的事或是有意义的事，享受更多的乐趣。

让自己放松是送给别人最好的礼物

让自己放松是送给别人最好的礼物。你不需要为别人刻意地做什么，人处在放松的状态，平静的内在自然会散发出平和与善意的气息，让身边的人感受到放松，甚至焦躁的心情也因此而缓解。

处在放松的状态，首先人要对自己的情绪负责，不把恐慌、恐惧、焦虑、愤怒等情绪传染给别人，让别人尤其是亲近的人为自己的心情和情绪买单。带着情绪和人交往容易引发对抗，使冲突升级。

　　好人缘是吸引来的，而不是刻意制造出来的。别人愿意接近我们，是因为我们的能量场可以让靠近的人感到安全和松弛，可以自在地做他／她自己，不会受到人身攻击和言语侵犯，不会感到紧张和害怕。

　　改善人际关系最好的办法就是，让自己的心先静下来，这样人就会由内而外地散发出平和随和的气质，自然成为一个有人格魅力和内在吸引力的人！

不是生活太耗能，而是人的内耗太大了

　　生活本身并不耗能，是人的内耗太大了。心里充满了各种较劲，自己和自己过不去，宝贵的能量全在内心的各种冲突间耗费掉了。

　　人活得累主要是因为心累，是心太闹了！其实人需要的就是放松，静下心来。心静下来，人自然会身轻体快、思维敏捷。

　　同样是做事，完全可以出于不同的心态，但过程和效果截然不同。带着闹心去做事，过程很耗能、效率也低下，效果自然不好。而且还容易节外生枝、没事找事，给自己制造一堆麻烦。静下心来做事，则目标专一专注、不需要咬牙切齿即能完成任务，甚至还有一种行云流水般流畅的感受。最重要的是，人在这一过程中，会有一种内心的愉悦感和内在满足的成就感，这是促使一个人去做更大的事和更多的事，以及坚持不懈的最主要的原动力！

说静就静是真功夫

说静就静是真功夫，心可以随时静下来。有情绪可以迅速处理，没情绪可以保持在静观的状态。

静观不是不做事，而是可以心很静地做事。人如果具备这种功夫，工作和生活的品质将发生质的改变。人再也不用被情绪无意识地驱使着走，做一些根本不相干的事，越忙越乱、越乱越忙；再也不需要沉溺在情绪中，被大脑的各种幻象消耗着宝贵的能量。

人生所有美好的境界，都从心静处开始显现，拥有说静就静的能力，尽享人生的巅峰体验！

幸福源于心静

幸福只在当下

幸福不在别处，幸福只在当下。当下感受不到幸福，不可能在别处感受到幸福。

人幻想着等自己有一天拥有了什么或达到什么之后，就会很幸福。可是这山望着那山高，总有更幸福的一刻在等着自己，于是人就像踏上了一条不归路，一头扎进一个无意识的轮回：不停地经历着焦虑、抑郁、紧张、幻想与幻灭的震荡与冲击，永远活在当下与未来的张力间。

幸福就在当下，幸福就在当下心静的一刹那。说穿了，幸福是一种主观的感受，是一种意识的品质。幸福与外在无关，不是生活处境，而是一个人对生活处境的解读，它决定了一个人的幸福指数。

幸福不在别处，幸福只在当下！

心静即是幸福

世界上最值钱的东西是什么？心静。心不静的话，花钱也是闹心！

很多成功人士，在发现自己取得之前孜孜以求、梦想着能给自己带来所有幸福的外在条件后，却发现自己的内心世界和心灵品质，并没有得到改善，反而更加焦虑，丝毫感受不到当下即在的幸福，没有幸福感，因而会非常失望甚至是绝望，这是导致人抑郁的一个重要原因。

归根结底，感受当下幸福的能力源于心静，心静的程度和幸福指数成正比。在闹心的状态下做事，生活无异于是一场挣扎！即便成功，也是以损害身心健康或是家庭幸福为代价，可能要在以后用更大的成本去弥补，实在是得不偿失。

心静下来的幸福指数是百分之百

感受幸福的能力源于人心静的能力，当人处在宁静的状态下，幸福指数就是百分之百！

幸福不在别处，幸福就在心静下来的当下。当下心静不下来，也不可能感受到幸福。

人幻想着有一天等自己拥有了"这个"或是拥有了"那个"，就会幸福，甚至才有资格幸福。但这山望着那山高，总有更幸福的一刻在前面等着自己，于是人就像踏上了一条不归路，掉入了一个无底洞。不停地经历着焦虑、抑郁、紧张、幻想与幻灭的振荡冲击，永远活在当下与期待的未来之间。

幸福就在当下，只有心静下来，才能有在当下感受到幸福的能力。说穿了，幸福是一种主观的感受，是一种意识的品质。心静下来，你就能感受到无时不在的幸福；心静下来，你的幸福指数就是百分之百！

积累内心的财富

有句话说，人要积累天堂的财富，这里的天堂其实就是人的内心。与内心的安宁／安定相比，任何尘世的财富、成功和快乐都显得短暂。而且"尘归尘、土归土"，人世间的快乐都具有二元的特点。

所谓二元的特点，就是人世间的快乐总是需要一个外在的客体，总是需要建立在外在的一个人或是东西之上。人总是被一种不圆满的感觉所困扰，自己首先是一个不圆满和空缺的状态，人在内在匮乏感和空缺感的驱使下，去寻找和抓住外面的一个人或东西，来填补自己的缺口，试图使自己变得圆满。

但事实是，人在从外面获得短暂的满足后，内心很快又产生更大的不满和空缺，驱使人去寻找更大的满足和更重的口味。而人终其一生的能量，就都用在了这样一个二元的追逐与满足的过程中。

也就是说，人世间的快乐的满足总是需要依赖外在的。而之所以要积累天堂（内心）的财富，是因为只有回归内心的安宁，人才能真正体会到自己本来／本身就是圆满的，这种圆满不需要建立在任何外在的基础上。

这并不是表示不做事了，而是带着自身圆满的感觉做事，不再把幸福的源泉寄托在外面，不再活在二元的张力之间！

宁静方能致远

心静让人不行而速

人有一个误会，以为实现目标靠的是强烈的欲求，其实成事儿靠的恰恰是心静的能力。

人处在有欲求的状态，浑身就像打了鸡血一样火烧火燎，没有得到之前盘算着怎么得到，脑子也不敢停下，经历着各种焦虑、抑郁、挫败感、紧张。得到之后又害怕失去，开始担忧恐惧，总是处在一种任务未完成的感觉。实现一个目标之后得到的不是成就感，或成就感非常短暂，紧接着的反而是巨大的失落感和空虚感，于是再设立更大的目标，让自己再次"嗨"起来。

这是一个相当耗人和耗能的过程！需要以付出巨大的身心健康为代价。很多人在通过这种方式获得成功后，身体元气大伤，甚至生命也走到了尽头！这种追求成功的方式更像是自虐！

而人心静地制定目标、心静地执行目标和心静地享受目标可以最大限度地减少在整个过程中的耗能。

最重要的是，人在心静之下，是一个本性俱足的状态。表面上强烈的欲求其实只是一种假象，正因为感觉不到自己本来就"是"，所以才有强烈的欲求，才不停地想要得到。

欲求让人耗能，而心静让人不行而速！

能量源于心静

心静时，身体各部位会处于最佳的运转状态。很多时候，身体的病痛只是长时间闹心和负面情绪积压的结果。

心静时，会有更和谐的人际关系。带着情绪和人交往，容易激起别人的情绪反弹，引发不必要的争执和冲突。

心静时，可以避免在情绪驱使下的低效率"忙"。

心静时，会有更多的灵感和更敏锐的直觉。可以做出更智慧的决定，减少试错，少走弯路。

心静时，因为没有内在的冲突和自我破坏行为，目标更容易达成。

心静时，痛苦消失，这是每个人一生中都在无意识寻求的东西！追求成功没有问题，但不必带着痛苦去追求。为什么非要流血的成功？这本身就是需要解除的意识障碍。

不管一个人多富有、多有社会地位，只要闹心，就会有痛苦，只要有痛苦，就感受不到当下即在的幸福！永远活在焦虑和紧张之中。而心静是痛苦的终结，在心静的状态下没有痛苦，在心静的状态下感受不到痛苦。心静和痛苦势不两立、互不兼容！

心静者，天下无敌

天下无敌，莫若心静。"静为躁君，重为轻根；轻则失根，躁则失君。"

心静者，以无所得之心为人处世，带着自信和自尊与人交往，因为内在有充足的自我价值感（"内圣"），不需要外在别人的认可与追捧，所以独立不惧（"外王"）。静静地做自己，静静地做自己喜欢做的事。

心静者，脚踏实地，不会悬在半空中。

心静者，可以在第一时间识人、辨人。人上当受骗多是因为心不静，心静时不容易受骗。

具备静心的功夫，就可以在闹市红尘中保持一份清醒与安宁。

动并心静着

很多人一看心静或是静心二字，就吓得不得了，以为是什么都不能做了，好像心静下来就会丧失一切，这真是莫须有的想法，人的想象力可真够丰富的！

一个人如果足够诚实的话，不得不承认，人在闹心的情况下生活和做事，无异于是一场挣扎！

静心或静观，不是说人什么都不做了，像个傻子一样坐在那里呆呆地看着。真正的心静或是静心是动并心静着，在动的同时仍然保持心静，这叫真功夫。

宁静致远。人在心静时，目标方能专一专注，最大限度地减少试错，少走弯路，提高效能，做出更精准和更符合长远利益的决定。准确地说，是心静带来了人生的一切美好！

心想事成的能力取决于心静的能力

人在心浮气躁之下很难成事儿，人只有在心静的情况下，才能更快地实现自己的目标。

人如果想要提升自己心想事成的能力，那最好的途径就是让自己的心更静、越来越静，直到静到一定的程度，起一个念想，外界很快就会有回应。这是一种完全不同于通常世界里，人们所习以为常的法则，在开悟世界里的法则和通行的法则刚好相反，反其道而行之，"正言若反"。

通常人们相信的是一分耕耘、一分收获，把关注点全聚焦在"做（doing）"和"做多少"上，以为得到多少和付出多少、做多少是成正比的。想要得到更多，就得付出（做）更多。于是，就开始了日复一日、年复一年的重复劳作。这是通常世界里人们所奉行的经典逻辑，可以把这种世界观称作是"做（doing）"的世界观。

而在开悟的世界里，首要关注和聚焦的是"是什么"（being），它决定了一个人能做什么和做的品质，进而决定有什么。开悟世界里奉行的法则是：人的最高存在（being）才是第一位的！

人只有回到自己最高的"存在（being）"，能量才能提到最高。而人只有心静下来，才能接近自己更高的"存在（being）"。

正所谓宁静致远，心静之下起的念头、念想携带的能量波更大，也更容易变现。另外，心静之下能够产生出更具能量和更高瞻远瞩的创意，让人少走甚至不走弯路。

人生最重要的不是努力，而是努力的方向！方向决定速度。只有格局高，才能避免无意识的穷忙和瞎忙！

让静心成为生活方式

真心静和假心静

真心静是在工作和生活的同时还能保持心静；而假心静是看起来心静，但一进入具体的生活情境，就容易情绪失控。

真心静的人，可以同时是一个性情中人和一个活得很真实的人；而假心静的人，要么会人为地刻意控制，要么表面上的心静其实是冷漠。这一点要特别注意区分，有些人貌似很心静，其实处在"冷漠"的状态，实质是恐惧面对生活。冷漠是对恐惧的防御，冷漠与真正的心静简直是天壤之别。

真心静是打坐的时候心静，不打坐的时候心也能静；而假心静是坐着的时候心静，一站起来心就不静了。

真心静的人不必去深山老林隐居，可以大隐于市，过着俗人一样的生活；而假心静的人即使抛下一切，身处最静寂的环境中也可能还是会闹心。

真心静是生活与静心完全一体，不需要单独拿出时间和空间去静心，静心已成为一种生活方式，已完全融入生活之中。而假心静是生活与静心分离，需要单独拿出时间和空间去静心，生活归生活，静心归静心。静心时是一种状态，一回到生活中就立即被打回原形。

真心静是一个内在柔和而又不乏力的状态，假心静则会消极消沉，甚至是抑郁。

真心静具有分辨的智慧，可以装傻，但不真傻。假心静则带有很深的无意识！

心静人生与快感人生

人可以有两种活法，心静地生活和在快感的驱使下生活。

人在心静的状态下，会很清晰自己真正想要什么。因为选择的是自己真正想要的，所以在做事的过程中，目标专一专注，注意力不容易分散，内耗也少。而且，因为做的事是自己真正喜欢和内心支持的，所以，在做事的过程中内心会有很大的成就感。内心的成就感又会推动人更好地做事，形成一个彼此促进和加强的良性循环。

从长远说，内心的成就感是比经济收入更有持久驱动力的动力源，最终是人内在的成就感在激励人坚持、突破极限。在这一过程中，人的心也历练得越来越稳，沉淀得越来越静。

而如果人的心在痛苦与痛快之间摇摆，动力源依靠外在不停地刺激而形成的快感，缺少内在持久的驱动力，人的能量就容易损耗在许多不相关的事物上。

冷漠、激情与心静

人的心理状态由低到高，可以分为以下三个阶段：

第一个阶段是冷漠。就是生命处在一种漠然的状态，缺少生命的活力，背后往往是被恐惧卡住了。

第二个阶段是激情。活力四射，有生命力，可以克服第一个阶段的冷漠。但人处在激情的状态，很容易夹杂有快感的成分。所谓快感，就是很快就会过去的感觉。所以，人还是会经历心境的大起大落、焦虑、紧张、挫败的感觉。

第三个阶段是心静。这是意识发展的高级阶段，超越了激情所带来的起伏和扰动。这也是古往今来，为无数人所追求的美好状态（静心）。在心静的状态里，人的痛苦和张力越来越少，"无为而为"的能力越来越好。

保持一个能量敞开的状态

能量敞开，是一种"无为而为"的姿态，就像天上的雄鹰，只是张开翅膀、借力翱翔，不需要不停地用力即可以在天上飞很久。

这种能量敞开、"无为而为"的状态，和人处理情绪的能力成正比。随着人情绪的减少，对抗与摩擦会越来越少，逐渐获得一种"不附着（nonattachment）"地工作和生活的能力，即超脱的能力。原来之所以活得耗能，是因为情绪的附着太大，容易搅进去。

能量敞开是一种既无为又有为的状态，因为没有了出于情绪的干扰，所以更能"有为"，"无为而无不为"。

成为一个疗愈的能量场

保持内心平静，聚焦于爱（focus love），让自己成为大爱的通道，静静地散发着爱的能量，你就成为这个世界一股疗愈的能量，默默地为这个世界注入清凉。当别人走入这个能量场（气场）时，会自然感受到善意、平和的气息，自然放松下来，与自己更高的存在相遇，在没有觉察之际自行开启疗愈。

默默地提升自己的内在，让自己成为一个更高的能量场（energy field），散发出爱与平静的气息，是每个人无形之中可以为这个世界所做的最好贡献。

第三部　开悟

打开你的悟性

开悟静心：人类世界的终极奢侈品

人到一定的时候，会把心静放在所有价值序列的第一位。

人看似所有外在的追求，不管是名也好利也好，或是其他任何的东西，其实只是在追求内心没有痛苦，只是在追求内心痛苦的终结！而人之前所借助的解脱方式——通过外在的方式来终结内在的痛苦——方向走反了。越痛苦，越外求；越外求，越痛苦。想要通过外在追求的方式来实现内心没有痛苦，是"这山望着那山高"，永远都没个完！

内心没有痛苦是可以直接达成的，不需要走弯路通过外在的方式来实现，那就是让心静下来，静心！人在心静的时候，没有痛苦；人在心静的时候，感觉不到痛苦。

而开悟是要完成一个更彻底的任务：超越错误的身份认同。人所有的痛苦、情绪都来自一个未加怀疑、根深蒂固的身份意识：自己即身体，身体即我。所以，人所有的快乐、悲伤都围绕着这个身体／个体，所有的算计、做出的动作首要的都是为了这个身体的生存，是在生存恐惧的驱使下在生活中奔波。

比如，人们会天然地不加质疑地认为，恐惧是确保人生存所必需的，好像没有恐惧的保护，人立即就会死亡一样。但事实恰恰相反，恐惧除了让人越活越萎缩之外，更让人越来越远离自己更高的存在，对自己更高的存在越来越处于无意识状态。

人只要不开悟，就无法避免被生存恐惧驱使着走的命运，人只要不开悟，就无法避免抑郁的命运！

走一条自我觉悟之路

常言道："佛在自心中，莫向身外求。""佛是自心，莫错礼拜！"在心灵的路上，终归要走上一条自我觉悟之路。

所谓自我觉悟，就是所有的智慧和真理都是经你的亲身体证而来，没有一丝一毫概念和信念体系的踪迹。所有的真理都是你自己的内在体验，而不是头脑的概念，更不是听来的舶来品。

人很容易活在概念或是信念体系之中，以为概念或是信念就是现实/事实，这样做的结果就是，人活在思维的架构和框架之下作茧自缚。

正因为所有的真理都是经你的体证而来，所以你可以避免被任何人进行误导，避免走弯路！

智慧明明就在你的心中，而你偏要去身外求；最好的顿悟明明就在你当下的实践之中，而你偏要去外面寻；大师明明就在你自己的心中，而你偏要去外面寻师拜祖；你宁愿放弃当下触手可及的此岸，而去追寻梦幻般的彼岸；你宁愿放弃直达自己内心智慧的捷径，而舍近求远去绕弯路、去轻信道听途说，也不愿聆听自己的心声。结果愈加迷失，更加找不到方向。

被人洗脑是可悲的，给别人洗脑自己却浑然不知，也是可怕的！终归，要走一条自我觉悟之路！

打开悟性 自己开悟

在人的悟性没有打开之前，脑子处在一个不开窍的状态。这时，即便是去读具有高深莫测的智慧的书，也无法发生同频共振，不知所云；或是只停留在知识的层面，不能转化为自己内在真实的体验。没有打开悟性的学习容易让人越学越自卑、越学越手足无措，越学越觉得自己什么都不是！

俗话说，读万卷书不如行万里路，行万里路不如阅人无数，阅人无数不如名师指路，名师指路不如自己开悟。通往开悟最快的方式是打开自己的悟性！

在没有比较现代的心理方法，如心理疗愈之前，人们需要借助一些传统修行的方法，如打坐、冥想、宗教等各种法门，来达到静心与开悟等较高的境界。

但这些方法一是需要很长时间，二是可能造成与现实生活相脱节等缺陷。尤其是有些修行体系有诸多的规诫，更是让人望而却步，对基本的人性产生不必要的负罪感和犯错感，反而会阻止人探索和前行的脚步！

而现在相比过去的一个巨大优势是，有了更为人性化和直接的心理方法，可以走出一条更为人性化的路！人内在的智慧出不来，主要是因为被痛苦的情绪遮蔽住了，打开悟性最快的路，是解除和疗愈痛苦。扫掉痛苦的乌云之后，人的悟性自然会显现，内在的智慧才能融会贯通、"打成一片"！

开悟的本质是悟而不是修

开悟的本质是悟而不是修。太多关于开悟的错误理解和解释，让人错以为开悟是要做很多的功课，要遵守很多的规诫。

其实开悟在本质上是一种悟，是意识水平瞬间的转换与提升，是悟性在瞬间的大爆炸。强调开悟要做很多的事情，或是沉迷于其他的训练，容易让人偏离开悟的核心——意识，分散不必要的注意力，浪费时间和精力。

开悟的本质是意识状态的转换，所以聚焦于意识——不与任何相认同的纯意识，是开悟最快的路！

唤醒你内在的大师

每个人的内在都有着最高智慧，每个人的内在都有一位大师，等着唤醒。

在人没有唤醒自己内在的大师之前，始终是一个从外面索取知识、感觉怎么学都学不完，却总是充满困惑的状态，尚未和自己内在的智慧打通。而唤醒自己内在的大师之后，人自己的悟性打开，遇事可以和自己的心商量，可以聆听自己内心的指引。

唤醒自己内在的大师，人就不会再感到有那么多的东西需要学。知识不等同于智慧，知识是外来的，而智慧是内在的；知识是后天的，而智慧是先天的；知识是需要学的，而智慧是可以直接取的；知识更多是逻辑的、线性的，而智慧更多是迸发式的。

绝学无忧！唤醒你内在的大师，你就能从大脑的羁绊和困惑中解脱出来！唤醒你内在的大师，你就不必承受"一日为师终身为父"的道德压力，你也可以避免被任何人误导，走上一条错误之路。

悟道式的生活

"道"无处不在，悟道并不见得非得去隐居，或去过一种很特殊另类的生活方式。

生活本身就是最好的修行，生活本身即可以成为一场悟道，在生活中悟道更加切肤和深刻。在悟道式的生活中，一切都成了悟道的素材，哪怕是一件最为平常的小事或琐事，都可能从中悟出很深的哲理。

如果把在生活中悟道养成习惯，人最高的能力"觉性"、"觉"就会被激活，并且变得越来越敏锐，而"觉"、"觉性"、"觉知"本身即有自我调整和自我导引的功能，可以自动指引人的行为。

在生活中悟道的威力是很大的，比如原来顽固的人生模式，会随着悟道的深入，而一丁点一丁点地瓦解融化，直到最后像雪崩一样彻底坍塌碎裂。

在生活中养成悟道的习惯，人的生活也会发生一种潜移默化的微妙的变化。虽然日常生活还在继续，但随着人悟道的加深，生活的意义也历久弥新！

为什么很多人修行多年，却无法开悟？

很多人修行了多年，为什么无法开悟呢？究其根由的话，主要有以下几类：

第一，看似修行，其实是在寻求疗愈，寻求疗愈心理的创伤和痛苦。虽然修行了很多年，试过许多种方法，但一直没有切中要害，内心的创伤和痛苦还在，并没有得到真正有效的疗愈，所以人还是处于一个充满痛苦和困惑的状态。

第二，努力错了方向！这是许多人非常努力，付出很多，却收效甚微的主要原因。比如，很多人练习"观"、"观想"，却把重心放在了"观"思维而不是"观"情绪或感觉上，导致事倍功半。"观"思维很难有所突破，因为思维千变万化，是很难"观"得住的，但思维的原动力和动力源——情绪和感觉却是可以更直接入手的，效果也是可以事半功倍的。方向决定速度！

把功夫放在思维上，很难有所成就。

此外，努力错方向，还包括没有跟对人、没有用对材料，看或学的东西并不是真正开悟的东西，而是充满似是而非甚至是夹杂着谬误的东西！

第三，悟性还没有打开。人只有经过彻底有效的心理疗愈和情绪清除，才能打开悟性。人在自己的悟性没有打开之前，是一个脑子不开窍的状态，听或看再高深的智慧也无法发生同频共振，很难打穿和击穿本性之上覆盖的层层盔甲（创伤和痛苦）。

第四，还停留在外道上，没有走上自证自悟和自我体验的路。还在不停地看、不停地找、不停地听别人的东西，还没有和自己内在的智慧建立起连接，还在不停地积累知识，还在从外在不停地"搬砖头"，还在不停地制造各种知障！还在大脑的层面用力。人只有走上自证自悟和内心体验的路，才算是真的入了门、上了道！否则，很难避免被人误导的命运。

你的困惑也是你的出路

人通常都不喜欢自己有困惑，如果能从一个全新的视角去看待这一问题，也许会释然很多，放下一些不必要的心理负担。

困惑也恰恰是你的出路！

如果你还有困惑，某种程度上说要恭喜你！因为你的困惑最终可能拯救你。困惑意味着你还有自由探索的空间，困惑意味着你并不满足于既成答案，困惑带给你亲身去体验、检验和验证真理、真相的机会，困惑是你的内心在提示你一定有更好的解决方案，困惑会带给你更多的新发现，困惑将引领你走向更大的未知的自由。

人要感谢和欢迎自己的困惑，是困惑让我们有机会不断经历"柳暗花明又一村"的豁然开朗，是困惑让人保持前行，是困惑让我们获得属于自己的真正成长和体悟，而不是别人告诉你应该怎么样！

创新源于停下学习

智力、思维、大脑层面的学习只能学习到知识，但知识不等同于智慧，知识是外来的，而智慧是内在的。知识学多了会成为知障，障住本来智慧的显现。而创新需要的是直觉力、是灵感，是内在智慧的呈现与爆发。

不当的学习不仅无助于创新能力的培育，反而会形成束缚，限制住人的创新。知识学多了有可能让人不自信，会越来越怀疑自己的智商，越来越觉得自己没用、什么都不是，越来越远离自己内心的智慧。

创新源于悟性的打开，创新源于"脑子开窍"！

以心为师，心知道答案

其实人在每次的烦恼、闹心和痛苦的背后，都蕴藏着一个与内心智慧建立连接的机会。但遗憾的是，人在遇到事儿的时候更习惯于向外去找，企图从书里或别人的言论里去找答案，其实自己的内心更为清楚。

每一次的外求，都让人失去一次发现自我调整能力的契机；每一次的外求，都让人把自己本来的力量拱手相让。就这样，一而再、再而三地，人与自己内心的指引越离越远，相反，却在不断加固外求答案和只能依赖外在。久而久之，人从未想过或根本就不敢相信自己本来即有自我调整的能力，自己的内心本来就蕴藏着最高智慧。

人把自然当成不自然，而把不自然当成自然！

人应该不再向外寻找答案，而是回到自己的内心，不管遇到什么事儿，都毫无例外、没有任何犹豫地去坚持内求。在这一过程中，让自我调整能力历练得炉火纯青，内在的定力攻不可破！

回归内心的指引

过上内心指引的生活

人耗能是因为生活在大脑层面的各种冲突间，失去了做人做事的自然倾向。

回到内心指引的层面，生活会进入一个自然而然的状态，人自然就知道该怎么办，仿佛有一种自然的倾向（内心的智慧）在指引自己，人只需顺着走就好。

灵感和大脑的区别

（注：本文的"大脑"特指逻辑和线性思维。）

◇灵感是垂直式的，而大脑是水平式的。

◇灵感不受过往经验（历）的束缚，而大脑则充满过往的痛苦记忆。

◇灵感使人越来越自由，而大脑则使人通往奴役之路！

◇灵感是从空性之中迸发出来的，而大脑则以逻辑和线性的方式运作。

◇灵感不受过往的染着，而大脑则以过往衡量一切，无时不在过往的阴影之下生活。

◇灵感是垂直式的，不在因果关系的维度；而大脑则是水平式的，受制于"只有怎样，才能怎样"的因果（二元）关系。

◇灵感可以在一瞬间解脱，而大脑则需要时间。

◇灵感可以在一瞬间顿悟，而大脑则让人越想越糊涂。

◇聆听你的灵感，才能走上幸福之路。

◇让你的大脑从主人退位为仆人，为你的灵感服务。

向内在的智慧降服

人的内在智慧出不来，很大一个原因是人从来不给自己机会，用脑过度，把心给废了。人把大脑当成全能的上帝（God），以为脑子无所不知、无所不能，凡事习惯于用脑子去解决，失去了和心的连接。

脑子已不再为人的心服务，而是僭越心之上成为主子，把空间全占满了，人的心被遗落，忘了心其实才更有智慧。脑子里装的全是知识，但知识并不等同于智慧，有些知识非但无益，而且还会伤身。

脑子只能效率很慢地从外在一丁点一丁点地搬运和积累知识，解决问题要用大量思考的方式，很耗能。而心的智慧则是与生俱来、先天的，无须向外索取，是直接、迸发式的，随时可供应，解决问题靠的是灵感和直觉。

只有脑子放下不可一世的身架，腾出空间，心的智慧才有机会显现！

如何处在灵感的状态

想要有更多的时间处在灵感的状态，就要坚持清理情绪。人只有在没有被情绪尤其是恐惧遮蔽的情况下，才会有更多的灵感涌现和更敏锐的内心指引。在有情绪或是恐惧的情况下，人做的决定会受情绪和恐惧的限制，视野大大缩窄，这时看到的更多是情绪事实。

区分自己是处在情绪状态，还是灵感状态的参考标准在于：基于情绪事实做的决定，会更容易让人受苦、受更多的苦。而灵感之下的决定，让人更加自由，受的苦越来越少。因为在灵感之下看到的事实、做的决定，才更接近于真实的事实，才更符合生命的本真状态。有没有受苦和受苦的程度，这是区分二者不同的重要标准。

所以，人看到的事实的本真程度取决于人清理情绪的程度。情绪清理得越深，越没有情绪，看到的事实就越真，人就越自由。而在情绪之下做的决定，会让人越活越狭窄，越活越萎缩，越活越痛苦，生命失去丰富的色彩。

灵感式的生活

灵感式的生活，是指人生活在一种与内心灵感连接、随时可以由内心灵感指引的状态。

灵感式的生活，区别于大脑式的生活。大脑式的生活充满了各种盘算、算计，非常之耗能，非常之费劲。大脑充满了各种以往的记忆，尤其是各种痛苦的回忆。人如果一直生活在大脑式的生活里，只能受限／受制于各种盘算和算计，能量全消耗在了各种形式的对比和甄选上。在这一过程中，人的自由被渐渐蚕食。

而灵感是迸发式、先天式和非逻辑的，不受制于人后天的各种程序和编程。人在灵感的状态下，会有一种天然的确定感，做事顺畅流利，内心在自动指引自己，不需要做过多的考虑。

所以，不管付出多大代价，一定要保持处于灵感的状态下，能保持这种天然的状态，是极好的。而且，随着人对这种感觉越来越熟悉，会非常清楚自己现在是处在灵感式的状态，还是大脑式的生活状态，以及二者之间巨大的差异！

聆听你的直觉和灵感

人有两种生活方式，用脑子生活和直觉灵感式的生活。直觉、灵感是迸发出来的，而思维想法是想出来的。脑子动多了，痛苦也多。

直觉和灵感是生命体本身自然自发的产物，还没有被脑子后天的各种程序所沾染过，因为是自然自发的产物，所以有一种不证自明的确定性，而一经脑子的思虑，就失去了自然性（自然之美），夹入不相关的杂质（如担忧、恐惧）而走向复杂。

信任你内在的智慧

当我们开始信任自己内在的智慧时，人的自我调整能力就会出现。所谓自我调整能力，就是人的自动调节、自行指引人去做该做之事的能力。

这是每个人天赋的一种能力，这种能力一直都在，只是因为平时被痛苦等因素遮蔽，人没有注意到，但其实这种能力一直都在。

回顾自己的人生经历，就会发现，有一种东西一直在帮助人克服无数的艰难险阻，帮助人不断地前行，即内在智慧，你愿意的话，可以称它是更高的自我。

这种能力的重新出现并且占据主导地位，源自我们每个人开始相信自己内在拥有最高智慧，源自我们每个人开始信任自己的内在智慧，源自我们每个人愿意撒手、放手——让自己内在更高的能力、更高的自我去处理一切，让这一自然能力指引自己前行！

找回内心的确定感

每个人至少在自己生命中的某一阶段，曾体验过一种非常美妙的经历，做事的时候好像有一种直觉在指引自己，非常确定——没错，就是这种感觉，即确定感（certainty）。

在这种状态下，人的意识很纯一，没有犹疑不定的干扰和选择的困难，做事不费力，甚或有一种行云流水般流畅淋漓的美好感受！人在这种状态下非常享受，没有杂念，既放松又专注，愉悦感和成就感油然而生！

这种内心的确定感主要受人情绪状态的影响，换句话说，是人波动很大的情绪遮蔽住了内心的确定感，阻断了人内心未受情绪和杂念影响的直觉、灵感（intuition）。

这种内心的确定感，可以随着人情绪处理能力的提高和情绪的越来越少，而重新呈现并占据主导地位。如果能长时间处在这种意识状态，那是极好的！

回归生命有机体的智慧

人生的一大幸事是，在某一时刻，完成从以外在标准为圭臬，到回归生命有机体本来智慧的转变，生活回归自然自发的状态。智慧、灵感、直觉力由内显现，内心自动给出答案，无须再从外面寻找参照。人进入一种越来越依靠灵感做事的状态。

只要一动大脑，就是痛苦！

人只要一动大脑，就是痛苦。大脑充满了各种痛苦的记忆／回忆，装满了各种后天的编程／程序。只要一动大脑，人就开始了各种盘算和算计，就开始了思量和思虑，就开始了担忧和恐惧，就开始了想要控制和主导事物发展的进程，就开始了痛苦。

那不动大脑，该怎么活？不动大脑，人自然有更自然的活法——直觉和灵感的指引。人其实有一种更天然的内在觉知能力（inner knowingness），这是一种需要知道什么的时候自然会知道的能力。

过分仰赖大脑，其实是人低估了自己的实力，还没有完全认识自己！刻意去盘算和算计，反而破坏和阻碍了这种天然的能力，破坏了生活的自然性和自发性——自然的流畅！

跳过思维的羁绊

不用脑子地生活

开启一种灵感式的生活，人处在一种内在和谐、自然就知道自己该怎么做的状态。有一种内在的东西在指引自己，而不是纠结在头脑层面的各种选择中。当要靠不停地想来决定该怎么做时，其实是很痛苦的经历，相信这是很多人的体会。

跳出思维，你也就跳出了轮回

思维是在时间的维度内运行的，跳出思维，你也就跳出了轮回。轮回就是一个时间轴！

所谓时间轴，就是说思维是在过去、现在和未来的水平线上运行的。思维是以投射的方式存在的，思维不停地把过去投射到现在，现在又投射到未来。

思维很难跳出和摆脱过往经历、经验的限制，尤其是恐惧，或者说，思维其实就是一直在投射恐惧！不停地把过去遗留的恐惧投射到现在，又投射到未来。而人呢，就在这一时间轴上不停地轮回，跳不出来。跳出思维，人也就跳出了时间轴和水平线的限制，免受痛苦。

超越逻辑思维

逻辑思维只是人所有能力中很小的一部分，逻辑思维之所以获得神圣化般的顶礼膜拜，是因为人们还没有充分体验过活在另一种完全不同维度的滋味。

逻辑思维的特点是概念化和线性，即把一个合一的世界分离成不同的组成部分，抽离和建构出一个概念和逻辑的世界。但逻辑并不代表现实和"实相"本身，语言也并不完全等同于所指。"道可道，非常道。"

分离的逻辑永远无法理解"弥散性"的爱，更无法理解它的基质和母体——一个完全无思无虑的宁静空间。

逻辑思维追求精确化和可预测性，实质是想要控制，害怕失去控制。逻辑思维的失效源于当可控性的幻象在现实中碰壁，甚至是发生人生"触底性"（hitting bottom）的失败时，开始怀疑思维的万能和至高无上，开始怀疑理性的局限性，开始愿意向更高的未知降服（surrender）与放下（letting go）时，逻辑思维升华的机会终于到了。逻辑思维开始弥合进一个更高的存在——爱（大爱 love），以及它的那个无处不在的母体——宁静的能量空间。

没有思维人会活得更爽

人们误以为是思维确保了自己的生存，其实思维只是人所有能力中很微小的一部分。

思维最大的一个特点是，不停地想要得到（to get）和控制（to control），不停地制造二元对立与分裂。思维把一个合一的世界人为地划分出各种界限，让人产生匮乏感和不足，目光只能冲外。对自己内在自立自足的本性越来越无意识，在不停外求的过程中，越来越脱离自己本性俱足和自性圆满的状态。在思维的世界里，永远都有主客体！

思维很容易成为一股强迫性的力量和冲动，它让人的大脑停不下来，驱使着人。人在被迫而非自由选择的过程中，越来越沦为它的奴役。

没有思维的干扰，人的灵感与直觉会更加敏锐与精准。人自身与生俱来的有机体智慧会开始显现，生命进入一种更具自然性和自发性的状态。人开始真正体验到与万物一体（Oneness）的本性意识。

开悟是无法用思维达成的

开悟是无法用思维达成的，开悟不是想出来的。人的本性或本质恰恰是超越思维的，而思维只是人所有能力中的一种，甚至是一种微不足道的能力。用思维是无法认识人的本性或本质的。

只有"是"，你才能真正"知道"！

思维很容易成为刻意的、停不下来的东西，用思维去开悟，就像狗要咬住自己的尾巴，只能团团转，自己把自己陷进去。所以，最好从一开始就不要上钩。

开悟恰恰是要超越思维的，恰恰是要回到大脑入侵之前的原初状态。

不要从思维上去求解

人习惯于从思维上去求解，用思维去寻找答案，但在带着情绪的情况下，思维是一团麻，只能是越想越乱，既耗能又耗时间，无法做出清晰的判断。

另外，思维是水平式的，意味着思维是在时间的维度内运行，很难超出过往的经历、经验尤其是关于生存恐惧的限制和局限。思维总是充满对过去的心有余悸以及对未来的无限担忧，总是不停地生活在过去与未来，不断地投射恐惧。

用思维做决定，意味着人要永远生活在生存恐惧和时间感的约束之下。那如果不用思维做决定，该用什么做决定？

用坚持清理情绪后，内心所产生的灵感、直觉和内心的指引做决定。思维很容易形成执念和外在标准，对人造成打压，而清理完情绪后所产生的灵感、直觉和内心指引则可以突破任何执念和打穿层层盔甲，不被任何的概念体系所局限。

而且，灵感、直觉和内心的指引是垂直式的，是迸发式的，在一瞬间可以突破时间的架构，不受限于时间、人的过往经历以及生存恐惧的局限，会让人越来越有生命力，而这才是生命的本真状态！

回到无思无虑的世界

人很容易成为大脑的奴役。人的大脑每天玩得可"嗨"了，就像患了强迫性思维症，不停地制造各种画面、各种喋喋不休、各种意淫！

在某一时刻，人会开始怀疑：到底哪个是真的我？难道要一直这样下去吗？这一回头一瞥，掀开了一个更高的未知的缝隙，人开始有机会进入一个更高的维度——一个完全无思无虑的宁静空间——思维和大脑得以产生的"母体"和"基质"。人开始有幸超越思维和大脑的局限！

开悟不是想出来的

开悟不是想出来的，想出来的开悟，容易成为一种强制自己去遵守的外在标准，对自己形成新的打压。

开悟是一种自然而然的状态，无须时时刻刻地惦记和想着开不开悟，你最好都不需要知道有开悟这回事儿。

开悟是一种真切的体验，是"你是"，是一种自然的存在（Being）。

头脑制造出的问题无法在头脑层面解决

头脑制造出的问题，永远无法在头脑层面得到解决。思维的特点是永远都有没完没了的为什么，只会制造出更多的问题，但最致命的是思维试图在二元对立的框架内，解决只有超越二元对立才能解决的问题。

这个世界本来混沌一体，是思维的"标定"把这个世界人为地碎裂化了，把一个统一体分割成互不关联的不同部分，制造出无数的对立与分裂。

试图通过头脑和思维获得解脱，永无出头之日，只能陷入无尽的穷思竭虑中。

觉知心与思维心

人有两种心：觉知心与思维心。觉知心是意识发展的高级阶段，觉知心与思维心有很大的差异：

◇觉知心是非评判的，是一元的；而思维心则是带着价值评判的，是在二元的框架下思考问题。

◇觉知心统揽全局、一览众山小，因而更全面；而思维心则容易只见树木不见森林，拘泥于细节与形式。

◇觉知心即静观，在静观的意识层面没有问题，人一旦超越到静观，原来的问题即不再是问题；而思维心则本身就是制造问题的，是问题之源，问题是解决不完的，就像狗兜圈子咬自己的尾巴一样，永远都没个完。

◇觉知心是不费力的，这种非刻意的警觉，可以防止因无意识而出现的走偏；思维心往往费力且耗能，常让人深陷问题之中。

心不再外逐

一求即失，不求即在！

"一求即失，不求即在"适合于大到开悟、小到日常生活的种种。

在真正直接开悟的体系中（如印度的"不二论"及中国正宗的禅宗），是从来不建议人去做任何功课的——关于开悟你什么都不能做！因为一求即失，不求即在。既然是本自俱足的东西，那为什么需要去求呢，去求、去做什么，不恰好证明还没开悟吗？！

然而，富有喜剧色彩的是，在人的悟性没有到一定的点，或是机缘没有成熟时，是停不下来求的。直到有一天，求到精疲力竭、再也无力去求的时候，才会放下——而就在放下的那一刻，人体验到了本来就在的顿悟！

而在日常生活中，"一求即失，不求即在"也同样适用。比如在人际交往中，尤其是在谈恋爱的过程中，一方抓得太紧，往往会导致另一方跑得更快，把对方吓跑！

在人际交往或是商业活动中，流露或显示出过于有求于对方的意思，往往导致对自己不利的结果。本来能成的事儿，也得黄了！一个东西既然是你的，那何必去求呢？！去求不恰恰证明不是你的吗？去求不恰恰是在一个统一体中制造冲突与分裂 / 分离吗？（让自己越来越远离本自俱足的本性状态。）

越不当回事儿，越成事儿

人越不把什么东西当回事儿，往往越成事儿。因为你越不在意，所以反而越没有恐惧，表现得更洒脱和自如，没有顾忌，最接近你的真实水平。越是恐惧害怕失去，越是难得到，越在意，越失意！

一在意，人就把意识分散和游离到了害怕的结果或是得不到上，重心反而偏离了，过多地注重了形式，把能量耗在了左右的对比上，失去了做事的确定感。

人在不在意的状态，是一种自然的自发性状态，自然而然，没有刻意。而一在意，就刻意了，就失去了那种天然的流畅性和自发性，反而影响发挥。

不当回事儿，并不是不认真了，其实人在不刻意、自然的状态下，就是最认真的状态。

只要一"求"，你就输了！

（注：本文的"求"主要指的是一种心态。）

人要修炼自己"不求"的能力。只要一"求"，你就输了！

只要一"求"，你就把主动权交了出去；

只要一"求"，你就对外在有了期待，给自己埋下失望、失落甚至是绝望的种子；

只要一"求"，你就被别人看穿心思，别人反而会不按你所希望的那样出牌；

只要一"求"，你就相当于给自己实现目标的路上人为地添加了障碍；

只要一"求"，你越想要，就越得不到！

只要一"求"，你可能错过最好的选择方案；

只要一"求"，你就偏离了本性自足的"当下"，把幸福和圆满寄托在未来的某一刻；

只要一"求"，你就失去重心，开始变得越来越浮躁；

只要一"求"，你就开始"心有挂碍"，失去自立自足的状态，焦虑、担心、担忧得不到；

只要一"求"，你的心就开始外逐，失去内心的安宁与安定；

只要一"求"，你就变得越来越没有自我价值感和自我尊贵感，觉得自己越来越不值钱；

只要一"求"，你就容易做出伤害自己和背叛自己内心的事，违心做事；

只要一"求"，留下的可能是无尽的后悔和难受。

好事儿是"吸引"来的

好事儿不是刻意追求来的，而是"吸引"来的。越是"固着"和附着在什么上，越是得不到。越是没有怕得不到什么的恐惧，反而更容易得到。

人一旦怕得不到，就会像着了魔般地放不下，做什么都怕出错，搞得自己左也不是右也不是，怎么样都别扭，本来能成的事儿，也成不了了。因为在一个自然和谐的流动进程中间，突然插入了太多不和谐的打断因素，破坏了自然的流畅性。

所以在生活中，当你被一个东西整得魂不守舍、焦头烂额的时候，不妨提醒自己，好事儿不是追来、求来的，而是"吸引"来的！

幸福源于不再追求

幸福源于不再追求，只要还有一念之求，人就不可能在当下发现自己本性俱足、自性圆满的本性；只要还有一念之求，人就会给幸福与圆满附加上各种条件；只要还有一念之求，人就不可能在当下即刻体验到无时不在的幸福。

有求皆苦。不管这个"求"看起来有多高尚，无论是外在的追求名利、追求异性，还是内在的追求开悟、追求明心见性，形式各异，本质却没有任何变化，都是"求"！

只要有"求"，人就会把当下即在的幸福推到未来的某个角落，时不时地受着焦虑和挫败感的侵袭；只要有"求"，人就永远对一个事实视而不见：自己本身即是圆满，而人却给圆满附加上各种条件，希冀通过各种外在条件的满足，实现与生俱来的圆满。

你已经"是"了，却在想方设法证明自己"不是"！

幸福源于厌倦了无休止的追求（逐），毅然决然地放下心头一切之求，与随之而来的当下之所是全然合一，从此心不再追逐，原地不动。

幸福源于一念放下，当下即是！

不再追求异于当下的状态

人的痛苦在于想要不停地追求一个"异于当下"的状态，一个异在的状态。在俗世里，想要更多的名和利，在修行里，想要更高的状态和境界。然而，有求皆苦，都是求，求的本质并无不同。只要有求，就会有痛苦！只要有求，就意味着对当下的不接纳，就会产生出抗拒与分离，产生出对当下的排斥与对立，永远活在当下与未来期待的间隙，忍受着焦虑和挫败感的侵袭。

不接纳当下，希冀一个异在的状态，恰恰错过了转化的最好时机，只能越来越远离解决问题的核心。当下本身就是最好的切入口，与当下合一，从接纳当下自己的真实状态入手，不逃避、不抗拒，不再制造二元对立的契机。解脱只在当下，不在别处！

人生三境界：有什么、做什么、是什么

人生有三重境界或三个发展阶段：有什么（having）、做什么（doing）、是什么（being）。

在"有什么（having）"的阶段，人主要关注的是生存问题，注意力集中在物质资料的获取上，关心的是有什么。

而"做什么（doing）"的阶段，则关注的是能做什么、能做多大的事、社会影响力有多大，等等。

第三重境界是"是什么（being）"，人开始关注我是什么、我从哪里来等哲学式的"元"问题。目光开始回收，注重的是自己内心的品质，注意力转移到爱（大爱）、宁静、静心、开悟等生命中更为根本的元素。

"是什么"这种看似抽象的问题，其实与"有什么"和"做什么"息息相关。"道"无处不在，内在的高度决定外在的成就！有什么能量做什么事儿，内在"是什么"决定了外在"说什么"和"做什么"。一个人内在的能量决定了其外在能"有什么"和"做什么"！

"是"什么比"做"什么更重要

"是"什么是指一个人内在的高度、眼界与能量，"是"什么决定了一个人说什么和做什么。内在的高度有了，外在自然会显现出来，内在的高度没有，说什么、做什么也是低水平重复，常年停留在同一水平。再忙再累，也可能是穷忙和瞎忙！

"磨刀不误砍柴工"，人生最重要的不是做什么、做多少，而是内在是什么、内在都装了些什么？

好事儿、好的机会不是追来的，而是自己内在的能量吸引来的。一求即失，不求即在！人生最重要的是提升自己的内在，让自己的内在可以散发出高频振动频率，吸引来相应的人和事。

关注"做什么"的人，相信的是一分耕耘一分收获；而关注"是什么"的人，则可以实现跨越式发展，意识深层的一个扰动即可带来外在明显的变化！

收回你幸福的源头

幸福是一种内在的能力

幸福是一种内在的能力，是内在于心的一种最高能力，没有这种能力的存在，人甚至都无法感知自己的存在。也就是说，幸福的源头在内在，在里边，当人把幸福的源泉置于外在时，其实是颠倒和贬低了自己幸福的能力，这是造成人不幸福或无法感受到幸福的根由。

幸福是人内在的能力，意味着人可以不做外在变化的牺牲品，只需把意识回收，把赋予外界意义和解读的能力回收，让自己重新归"源"，而不再自贬为"流"，本末倒置。

幸福是你内在的能力，意味着你可以收回幸福的源泉，不再把幸福的源泉寄托在外面、寄托在下一刻，当下的每一时刻你都可以实现内心安宁，内心的安宁不需要等到下一刻！

当人把幸福的源泉寄托在外面、寄托在下一刻的时候，就把自己贬到了受害者的地位，开始制造紧张和焦虑。

不把幸福的源泉建立在任何的外在上

人要想活得洒脱，就不能把幸福的源泉建立在任何的外在上，包括任何的人或是东西之上。

把自己幸福的源泉建立在外在的人身上，这是导致人际关系问题，尤其是爱情悲剧的最主要原因。以为自己在得到某个人之后就会解脱，在得到某个人之后就会幸福，结果可能是让自己在失去自我的同时，也让对方不堪重负，更快地离你而去。期待越高，失望越大，这是导致人际交往中"好得快，臭得也快"的重要原因。

把幸福的源泉寄托在外在的东西上，人就会走上一条永远都把幸福寄托在下一个角落和下一刻的路上，永远被一股内在的空缺感所驱使、停不下来。越努力，越焦虑。在得到一个东西，经历短暂的愉悦之后，很快又被更大的空缺感所包围和驱使，继续上路，不停地想要通过抓住外在来实现自身的圆满，这是导致人经历从希望到失望再到绝望的重要根源。

把幸福的源泉寄托在外在，人就永远无法发现或没有机会发现，其实幸福的源泉就在你的内心，其实你本身就是圆满的——幸福是内在于你的一种能力，幸福是你内在的感觉和感受能力！

抑郁的根除需要彻底转换心智模式

反复抑郁有一个根源，一个根深蒂固的心智模式，即幸福的源泉在外面！

这一思维定式的经典表达公式是："等我有了什么，我就会快乐。""等我得到什么或达到什么目标，我就会幸福……"幸福永远被附加在一些外在条件上，这些外在条件可以无限地拓展下去。

带着一个"等"，人永远无法感受当下即在的幸福，只能活在紧张和焦虑之间，心一直在去往下一站的路上！

幸福说到底，是人内在的感觉或是内心的体验。幸福的源泉——感受幸福的能力——在里面不在外面，把幸福的来源本末倒置，把本属于自己的内在力量投向外在，让自己变得无力，这是抑郁的一大根源！

抑郁的根除需要彻底转换心智模式，才能远离抑郁。

收回你幸福的主权

不把幸福的源泉寄托在外在，因为幸福是一种内在的能力，幸福是一种内在感知的能力。把幸福的源泉归根于外在，等于把感受幸福的能力本末倒置，主动置自己于不利的地位——让自己内在的心境永远被外在所左右和摆布。

把幸福的源泉寄托在外在，人就开始走上越奋斗、越焦虑，越奋斗、越抑郁的不归路,因为幸福永远在下一个时刻!幸福永远在"等我有了什么之后"。人就只能奔波在路上,遗失掉当下正在经历和可以经历的所有美好!

不把幸福的源泉寄托在外在,不是说人不可以为自己创造好的外在物质条件,故意让自己受苦,而是说要从根本上看到幸福是一种内在感知的能力,幸福是一种驾物以游心的能力!这样人就不会总被外在所影响,经历着期望越高、失望越大的无尽循环。不把幸福的源泉寄托在外在,人就不再抑郁!

幸福是和自己的存在感同在

幸福是和自己的存在感同在。这里的存在感指的是人的本质或本性——非个人化的意识(Consciousness)、非个人化的存在感(Presence)。

幸福和外在无关。人不幸福,是因为和自己非个人化的意识或存在感失去了连接,感受不到自己无时不在、无处不在的本质或本性,所以就去外求,用外求的方式来实现自身的圆满。其实自己本身就是圆满!

人的痛苦源于把幸福的源头本末倒置,寄托在外在,完全把力量赋予外在,而忘了自己是本体和源头。这是人在当下感受不到幸福的根源!而回到自己无时不在的非个人化的存在感就感受到幸福。

回归生命的本质

回归爱的源头

人只有回归自己的本质——爱，心才不会再痛！人所有的痛苦，都是因为和自己本身具足的本性——爱失去了连接，从此掉入痛苦的轮回。人一旦和自己的源头——爱失去连接，就会被一种不圆满感/不完满感、空缺感和分离感所驱使，完全忘记自己本身具足的本性。你本是从天上来的，却把自己贬到地狱里！

跳出痛苦的唯一方式是：回归我们的本质——爱；回归我们的源头——爱。爱本身是自立自足的，我们的本质就是爱，我们的本质就是自立自足的。

用我们的本质——本身具足的爱来疗愈自己；用我们的本质——本身具足的爱来填补内心的匮乏感、分离感和不圆满感/不足感。

生命的本质不是"空"，而是爱

关于人能达到的终点，很多人误以为是什么都没有的"空"，其实这是一场误会，如果这种误会不从根部厘清并消除的话，危害很大！有可能造成人为的、不必要的损失和灾难。

　　如果认为生命的本质是什么都没有的"空"，人就会无意识地抗拒喜悦、抗拒爱，而这会导致人长期处于悲观消极、消沉、冷漠、失望，甚至是抑郁的状态。

　　如果认为生命的本质是什么都没有的"空"，人就会无意识地排斥生命本来的丰盛，甚至刻意地让自己保持"贫瘠"。物质本身不是错，内心的附着和放不下才是痛苦之源。

　　宁愿相信生命的本质是什么都没有的"空"，其实背后是有无意识的恐惧。实际上是害怕真实的生活，害怕面对不知何时就会出现的情绪和恐惧，因而用假大的"空"来逃避！

　　爱是生命的终极法则！没有爱，生命将是一片荒芜。没有爱，就不会有生命力，没有爱，就不会有不竭的动力源泉！

岁月静好　为爱而活

　　没有了爱，

　　生命会枯萎。

　　没有了爱，

　　生命会黯然神伤。

　　没有了爱，

　　生命会褪去颜色。

　　没有了爱，

　　生命会失去意义。

　　没有了爱，

人容易自我放逐。

爱是生命的意义，

生命的本质不是"空"，

而是爱。

只有爱可以拯救一个人，

只有爱可以生生不息，

只有爱可以点燃一个人心中的火焰。

岁月静好，

为爱而活！

真正的爱不是一种情绪状态

爱被人误会多时，一提到爱，人们首先想到的就是男女之爱，而且往往与控制、依赖、嫉妒、不安全感、多愁善感相连，爱整个成了一个爱恨交织和情绪化的组合体。

真正的爱不是一种情绪状态，恰恰是情绪阻碍了人真正爱的能力。情绪少或是没有情绪，人聚焦在爱上（focus love）的能力才会显现，真正的爱是一种无条件的、并不局限于男女之间的大爱。

真正的爱是一种纯粹的存在方式（being），真正的爱是人的本质（essence）！

在真正的爱里没有主客体

真正的爱是一种纯意识的状态，在真正的爱里没有主客体。真正的爱不是一种情绪状态，有情绪的爱产生于两个不同的主体之间，产生于一个主体把另一个主体当成是自己的客体。

真正的爱是合一的，没有主客体的二元对立。人通常的意识状态之所以耗能，是因为无法聚焦在爱里（focus love），活在一个主客体分离的二元世界里，充满了各种执念，充满了各种想要得到（to get）的东西，主体想要不停地得到客体。

在真正的爱里，主客体消融，整个世界仿佛融为一体，身体的每个细胞也都融化，人处在一个绝对安全和放松的状态，可以轻松放下各种想要得到的执念，你已经"全是"了，还需要什么呢？！

心理问题的总根源

所有的心理问题，不管是以何种面目出现，都有一个总根源：建立在与自己的本质——爱——失去连接的分离感（separated）之上，人在一种分离感的驱使之下，开始了向外抓的痛苦之旅。

痛苦是一种分离感，人们感到自己是一个不足的个体，无助、焦虑、恐惧、抑郁，永远被一种不圆满的感觉所折磨。人之所以向外抓，其实只是在试图弥合这种分离感和不圆满感，但这并不解决问题，因为越向外，人就越分离！方向反了，只能加剧问题！

向着合一的方向发展，回归人内在的本质——爱。用爱来疗愈自己，用爱来融化心中的冰山，用爱消融人与人之间的距离！

让爱成为一种存在

爱的最高境界是成为一种存在（being），因为人的本质就是爱。当人心中充满爱时，会明显感觉到内在能量层面的变化，甚至身体都开始融化和软化。爱让人放松，爱滋养生命。爱是最具转化性的力量，爱可以消融一切！

爱让人越来越合一，爱可以止息思维的强迫性。思维的特点是永远在路上，永远要去往下一站，总想得到（to get）。思维永远不活在当下，活在二元对立（当下与未来）的间隙、张力之间，思维永不满足，永远没够。思维的原动力和驱动力是匮乏感。

而爱让人自立自足，爱让人回归当下，爱让人感受当下即是永恒！爱让人与当下合二为一，爱让人与万物融为一体。心中有爱，即是天堂！

真爱无惧

（注：本文的爱特指"大爱"，人的存在方式。）

真正的爱是不带恐惧的。所以，有人把人类的基本情感归结为两种：爱与恐惧。有了爱就没有恐惧，有了恐惧就没有爱。

影响人爱的能力的，就是恐惧。恐惧越少，爱的能力就越足；恐惧越多，爱起来就越有所顾忌！

静静地散发着爱的能量

静静地散发着爱的能量；

不需要刻意地做什么，

就这样就好。

静静地散发着爱的能量，

让身边的人自然感受到放松与平和。

静静地散发着爱的能量，

聚焦于爱，

让自己成为大爱的通道。

静静地散发着爱的能量，

这是每个人可以带给这个世界的最好礼物，

静静地散发着爱的能量……

爱与欲的区别

欲是想要得到，爱是分享和给予；

欲让人上瘾，爱可以剥离；

欲充满控制，爱使人自由；

欲是强加，爱是尊重；

欲的界限不清，爱是边界与距离；

欲是分离，爱是合一；

欲依赖外在，爱自立自足；

欲使人更孤独，爱让人更圆满；

欲总期待着下一站，爱是当下即永恒！

孤独是一种错觉

孤独是一种错觉，孤独是人和自己爱的本质失去连接后，产生的一种分离感（separated）。这种分离感也是一切痛苦的根源！痛苦的本质是，人和自己内在的源头失去了连接。因为和内在的力量之源失去了连接，所以人变成一个被外在随意左右的无力的受害者。

每个人因迷悟的程度不同，摆脱孤独错觉的时间点也不同。当人一旦发现自己爱的本质并与自己内在爱的源头重新连接时，孤独的幻象（illusion）即开始终结，痛苦的日子也屈指可数。

人的本质就是爱，爱的源头不在外面。爱本身自立自足，爱才是人的真实存在，所以孤独是一种错觉和幻象。

但这并不意味着，处在爱的原初状态，人不可以建立友情和爱情。因为爱的本质是分享和溢出，就像发光是太阳的本性。只是这种友情和爱情的品质，和出于孤独建立起来的品质完全不同，孤独的本质是内在带着深深的匮乏感去外面寻找爱，把爱的源头置于外在。

你就是爱，不可能是别的东西！爱就是你的真实存在和自然而然的状态！你爱别人只是因为那是你的本性，就像太阳自然地发光，没有什么为什么。你只是在分享你自己，分享你的本质而已！

无论何时，选择去爱

无论何时，选择去爱。这里的爱不局限于男女之间的情爱，而是指一种"大爱"、一种存在方式（being）。

无论何时，选择去爱。传递爱的心态让人越来越有力量，传递爱的心态让人的内在越来越富足。传递爱的心态最大的受益人是自己，当人处在传递爱的心态时，浑身会很舒服，身心处在放松祥和的状态。

有些情况下，传递爱并不必然要表现出来，因为有人会恐惧爱。你只需聚焦于心中爱的能量（focus love），爱是内在的一种感觉！

人世间的很多问题，背后的实质是对爱的抗拒。人在抗拒爱，这真是一个值得注意的问题！抗拒爱其实就是在抗拒生命，因为生命的本质就是爱。没有爱，生命将一片荒芜；没有爱，生命将黯淡无光！

无论何时，选择去爱；无论何时，坚持选择传递爱！爱的心态让人越来越有生命力，爱的心态让人吸引来同样有爱的人！

登顶内在的巅峰

回到你更高的存在

心理工作的最终目的，是帮助人发现那个更高的自我——不与任何情绪和念头相认同的意识。

情绪和思维不是真正的你，真正的你是情绪和思维能够被感知的"观"的意识（觉、觉知、觉察），就像电影的画面之所以能够被看见，是因为背后有一块静静的荧幕（意识之幕），一个物品之所以能够被看见，是因为背后有一个衬托的空间。

而你就是那个情绪和思维借以上演的更大的空间和背景！

人的三个层面

人有三个层面，身、心、灵。身是身体，心是心理，灵指的是精神或意识。

人的痛苦源于与身心的彻底认同，而意识不到自己是一个更高的存在：纯意识或纯觉知（精神和灵性的层面）。人之所以能感觉到身体的存在，或是每一个想法、念头与情绪，得益于纯意识或纯觉知（Consciousness, Awareness）。正因为有纯意识与纯觉知这一层意识之幕，人才能感知到自己的身体和各种心理活动。

一言以蔽之，人其实是"观"的意识（觉），当人回到"观"的意识，不再与身心认同，痛苦即开始脱落！

静观的意识即是人的本性

本性、自性这些词容易让人摸不着头脑，不知所云。其实，人在心很静的状态下，那个静观的意识即是人的本性。

在静观的状态，人可以心很静地做事。静观是指纯意识或纯觉知（Pure Consciousness），它就像一块静静的影幕，始终在那儿，上演着生活这出大戏。

正因为有了这层最原初的纯意识，一切的经历才变得可以被经验；正因为有了这层最原初的纯意识，人才有存在感，人才能感知到自己的身体、感觉、情绪、思维、念头和外在的世界。

　　这个静观的意识不因人的经历而有任何的变化，"不生不灭、不垢不净、不增不减"。这个静观的意识也不因人的任何经历而有所增损，所以叫"本性俱足、自性圆满"。从古到今，所有的开悟大师只是在传授一个真理，那就是"关于你的真相将彻底解救你！"不管一个人有过什么样的经历，一旦彻悟自己是"观"的意识，即获解脱。

　　人所有的痛苦都基于一个错误的身份认同，即"我是我的身体及其所有的心理内容"，由此开始了痛苦的轮回和颠沛流离。当人回归并安住在静观的意识中，原先错误的身份认同及其带来的所有痛苦即开始终结。因为人真实的身份是那个"观"，而不是"观的内容"，把"观的内容"当成"观"，只是因为无知和无意识。

　　所谓的轮回，起于人误把没有独立存在基础（自性）的"观的内容"当成真实存在，而对"观"毫无意识，把假的当成真的，把真的当成假的，真假分不清。

　　所以，心经云："观自在，照见五蕴皆空，度一切苦厄。"真实存在的只是那个"观"的意识，而非"观的内容"，这个"观"是如此之强大，以至于可以"度一切苦厄"！人若能心静下来，回到静观的意识，真的是可以远离痛苦。

开悟是身心的彻底脱落

开悟是身心的彻底脱落。脱落意味着，你将与你原来所认为的你的一切彻底解除认同。小到对职业、身份、社会地位、学历、头衔等的认同，大到对整个身心（身体和心理）的认同。

你有一个职业，但你并不是你的职业；你有一个学历，但你并不是你的学历；你有一个身体，但你并不是你的身体；你有想法和情绪，但你并不是想法和情绪。

活在刀锋上

活在刀锋上，就是活在"当下即永恒"的意识状态。

人通常的意识状态是，要么担忧未来，要么纠结过去，总是卷入情绪之中，或是跟着杂念走。活在刀锋上，意味着人处在一种纯意识或纯觉知的状态——"观"。"观"可以让人超越于情绪与念头之上，斩断意识对情绪和杂念的卷入，体验与当下合一、当下即永恒的意识状态。

一切未动，只有心动

在静观的意识下，人会观察到一个有意思的现象：一切未动，只有心动。在纯意识或纯觉知（Awareness）的状态下，这个世界（意识）本来是一体的，是人心的标定（心动）让这个一体的世界突然间碎裂化了，产生出山河大地与日月星辰等万物，划分出各种人为的间隔与界线。这个世界的诞生起于人的起心动念，宇宙的大爆炸只是一念之动，时间的起点与终点（次序）也只是人心的投射。

这一点需要敏锐的觉察才可以发现，人类在长期的进化中已形成无意识的条件反射，心动和投射的发生如此自然和神速，人已经习以为常。

静观听起来很难，但事实上是可以做到的，因为心静和静观才是人的自然状态。心静也好，静观也罢，无非是回到了人的自然状态和本性中去。也就是说，人之所以喜欢心静，觉得心静舒服，之所以想要心静下来，其实是因为这是人的本性使然！

回到了静心与静观，也就回到了世界的源头，这个世界也就清静了。

没有什么需要改变

印度近代开悟大师马哈希有句名言："放下改变世界，因为你所看到的那个世界是不存在的！"

人们以为自己看到的世界是真实的，其实多是被自己的二元分别心所过滤过的，这一过滤的时间是如此之快、人们是如此习以为常，以至于不注意的话根本很难发现。

美国心理学家大卫·霍金斯测定，这一解读发生在万分之一秒中，也就是说，人通常看到的世界是一个早已被加工过、延迟了的世界。在这万分之一秒中，人的潜意识、过往经历及相伴随的情绪、感觉，思维、念头等，对信息迅速做了剪辑和编辑。正因如此，所以说"一千个读者就有一千个哈姆雷特"。每个人都活在自己的内心世界及其投射出的外在世界中，这也是日常人际冲突的总根源。

所谓的修行，其实是超越这万分之一秒，这也是强调觉知、觉察、不加评判地观察、有觉知地生活和静观的原因所在。因为觉知、觉察或不加评判地观察，有助于人发现并超越这万分之一秒的延迟与分别。

人的本性——纯意识或纯觉知就像是一片寂静的大海，而念头、思维、情绪等则像是海面之上的小浪花。

从"看山是山"到"看山还是山"

据说，修行有三重境界：看山是山，看水是水；看山不是山，看水不是水；看山还是山，看水还是水。

第一重境界，看山是山，看水是水。是因为还处在无知（ignorance）和无明之中，这一阶段的特点是为境所迷，见相即相，所以看山是山，看水是水。

第二重境界，看山不是山，看水不是水。这个阶段开始变得有知和有明，开始反思心的作用，但仍然摇摆在心与境的二难冲突间，"若明若暗"，所以看山不是山，看水不是水。

第三重境界，看山还是山，看水还是水。这一阶段是彻悟！彻底了悟山河大地无不出一心，一切的一切都是心的投射和意识的显化。"色不异空，空不异色；色即是空，空即是色"，所以看山还是山，看水还是水。

为何很多科学家最终转向精神和灵性

为何很多科学家，甚至包括爱因斯坦等有名的科学家，最终走向精神和灵性？科学（尤其是传统科学）总体上是逻辑、线性和理性的产物，科学的特点是向外，即主要研究外在的物质世界。科学的几个不证自明的前提和出发点是：世界的源头在外面，物质是一切的源头。

现代科技已能把人送出离地球越来越远的地方。但是，科学至今无法完美解释人内在最为深层的一些体验，如爱、情感、信仰，等等。

科学在把理性尊成为神的同时，恰恰忘了（更精准的表达是无意识），理性只是人所有能力中的一部分，相比人的潜能，甚至是微不足道的一部分。人更高的层面——精神或灵性的存在，是传统科学所难以企及的地方，因为那里完全是一个非线性和非逻辑的区域，是理性所无法认识的。对于寻求开悟的人们，知障更成为最大的障碍。

传统科学范式（paradigm）的困境和局限性在于：

用逻辑的方法来研究非逻辑的现象；

用线性的方法来研究非线性的现象；

用理性的方法来研究非理性的现象；

用看得见、摸得着的方法来研究看不见、摸不着的现象；

用见相即相的方法来达成见相非相的效果。

也就是说，科学试图要解释的完全是另一个维度和分属不同范式的世界。科学这个"支"试图研究、解释和认识它的"源"、母体与基质，就像影子想要认识它的本体一样。

传统科学的前提假设是，物质是意识的源头！所以，其研究路径也是由外而内的，人认识世界是一种条件反射式的、由外入内的过程。而有一个元问题是科学至今尚未完满解释的，那就是，到底是什么终极的东西、更高的存在，赋予人认知客观世界的能力，如果没有这个更高的基体、母体，人是否能感知自己的存在，是否能感知周遭一切的存在。

如果没有一张先在的意识之幕或意识之网，这个客观世界有没有存在、被认知或成形的可能？打个比方，一台投影机在墙上投射出各种动来动去的画面，科学在研究墙上动来动去的画面，而没有看到这些画面是从哪里来的（源头）！

更为前沿的量子科学等新科学在这方面有所突破，并在一点上，与古老的灵性传承完美交汇——那就是意识。

科学可能至今尚未怀疑过自身建立的前提和基础——个体是否存在？个体是一切科学及学问的源头。

如果有一天，人突然顿悟个体的空性——本来就没有个体这么个存在，个体只是意识里的意象或执念，存在的只是非个体化的意识或存在感（Consciousness, Presence）。当人回到世界和存在的源头，不知科学家们会做何感想？不知那时，科学凭以建立的根基是否会受到撼动和动摇？

更为滑稽和富有讽刺意味的是，科学至今没能很好解释、更没有彻底解决知识分子为何多神经衰弱和抑郁这件事！

重返自然大道

开悟是回到人的自然状态

开悟是回到人的自然状态，回到自然而然、自然自发的状态，没有"开不开悟"这回事儿，只是很自然地生活，一切额外的努力都可能把人带偏离，语言的描述和头脑的思忖都显得多余，挖更多的陷阱给自己。

开悟就像走路一样自然

开悟是回到人的自然状态，就像走路一样，自然而然，头脑的干预越来越少，没有头脑的干预，就是无我的状态。这个"头脑我"是一切痛苦的根源，这个"头脑我"也是人内耗的最大原因，它总是破坏人的自然性和自发性，让人左也不是、右也不是，手足无措，各种纠结。

回到人的自然状态，其实人的内心知道该怎么做，在内在的指引下人自然会把生活安排妥当。

回归生命的自然与自发

人处在自然的状态，没有应该、没有对错，内外和谐，从心所欲而不逾矩。

"大道废，有仁义。"人变得不健康、不和谐，纠结、痛苦、难受，是因为不自然了。就像一个人本来走路好好的，突然有人说："等会儿，你是先迈的左腿还是右腿？"结果这个人不会走路了。

处在自然自发的状态，人处在一种由内心的智慧指引的状态，内心自动给出答案。

回归童真状态

回归童真状态，就是回归"大道废，有仁义"之前的自然状态，就像一个天真烂漫的孩童，还没有听说过是非等二元对立概念，只是很自然地生活，一切自然而然，没有那么多头脑概念的束缚。

脱离了童真状态，人也就失去了自然性，能量在各种标准和对错纠结中消耗殆尽，更加手足无措。当人不知道该怎么办的时候，也是失去自然性的时候。

在顺其自然的过程中恢复正常

顺其自然的生活态度，可以帮助人走出总是认为自己不正常、自己和自己较劲、自己和自己对着干的恶性循环，让人回归自然自发的自然状态，回归童真状态，就像小孩子一样，很自然地言行，很自然地做事，自然而然，没有那么多顾虑。

因为担心自己不正常的顾虑少了，人反而恢复了自然的正常状态，能量不再耗费在认为自己不正常而矫正自己恢复正常的自我冲突和摩擦上。因为减少了内耗和阻力，生命和生活的自然流动性得以重新恢复！

把问题交给生活自己去解决

当人为了某件事要抓狂时，不妨选择顺其自然吧，生活本身就有解决问题的能力，从这一点说，其实人是不需要费脑子的，有情绪也是白有，生活会按照它本身的自然逻辑去进行。

人的焦躁大都是因为想要改变事物自身自然发展的进程，其实只要假以时日，问题就会通过某种方式得到解决。这可以看作是生活本身的自然能力（自然智慧），所以，人不妨皈依于生活，融入生命、生活的洪流之中，把问题交给生活自身去解决，而不是依靠自己的微薄之力去抗争！

在顺其自然的过程中走向解脱

人的痛苦源于抗拒，人在和自己、和生活对抗。而顺其自然是帮助人进入不抗拒的状态，Let life flow，与生活流动。

在顺其自然的过程中，只剩下了自然，一切自然而然，无须证明什么，人越来越放弃使用意志的强制力，因为不抗拒，所以反而不会卷进去。

人慢慢地开始和个体的生活经历解除认同，好像融入一个非个人化的自然整体运行的过程中，获得一种不附着生活的能力。原来是"七上八下"的生活，不停地被卷上卷下，而现在有了漂浮和漂流的能力，开始从生活中超脱出来。而人一旦"不执"，即获解脱！

真做到顺其自然，你就开悟了

真做到顺其自然，你就开悟了。在顺其自然的状态里，"头脑的我"消失，只剩下"自然的我"和"原生态的我"。

在顺其自然的状态里，一切自然而然，自然而发，没有什么为什么。在顺其自然的状态里，人回到"大道废、有仁义"之前的"自然之道"。脱离了对错、善恶等二元对立概念的束缚，随心所欲而不逾矩。人"走偏"，首先是因为不自然了。

孔子问道于老子，为何出了一身冷汗

传说，孔子在问道于老子之后，出了一身冷汗。弟子们问及，孔子说："老子，神龙见首不见尾……"

孔子之所以有如此反应，是因为他发现自己和老子完全不在一个维度。孔子的意识水平尽管很高，但仍然没有开悟，而老子已经开悟了。

孔子是"仁义道德"的代表，并被尊称为万世师表的道德楷模，但孔子"有为法"和"世间法"，仍然局限于二元对立的范畴。

而老子秉持的是"大道废，有仁义"之前的"无为法"和"自然法"，早已超越了二元对立的范畴，回到自然合一的混沌状态。"仁义道德"是在自然状态（"自然大道"）废了之后才产生的！

人为什么要随缘？

人为什么要随缘？因为人所有的痛苦都源于坚信有一个个体，人所有的痛苦都围绕着这个个体及其个体意志。

"缘"指的是生命、生活本身的逻辑、生命的自然进程——自然的逻辑，当人的个体意志和生活本身的自然逻辑发生冲突时，人就会痛苦。所谓随缘，就是说要顺应自然，顺应生活本身的自然逻辑。

最适合东方人的开悟之路

最适合东方人的开悟之路，其实就是四个字：顺其自然。在顺其自然的过程中，人为的控制越来越少，和自然进程的对抗越来越少，个体越来越后撤，直到最后回归到整体的自然运行层面，在生活中真正体验到一切都是最好的安排，而不只是停留在理念上。

开悟是一个自然的过程，刻意追求开悟反倒是通往开悟的最大障碍。

伊甸园的隐喻：大道废，有仁义

伊甸园的故事有着非常深刻的隐喻：亚当和夏娃本来生活在一个自然合一的世界中（自然状态），无忧无虑，没有对错、善恶的分别，但当他们吃了"知识之树"（the tree of knowledge）的果实之后，瞬间坠入了二元对立的善恶分别的世界，因而被逐出自然之界。

伊甸园更深刻的意指在于：人的思维具有先天性的缺陷，即二元对立性，而开悟所要解决的是，超越头脑二元对立的思维，回归一元合一（Oneness）的自然之界。回归那个没有善恶、没有对错的自然大道！

人脱离了自然状态才有了对错，"大道废"之后才有了仁义。知识相对于无知（ignorance）而产生，因为有无知，才需要有知识，这是一对儿。而人的自然状态则远远超越于无知与知识之外。

无为与开悟

借由无为通往开悟

无为不是不动，也不是不做事，而是非刻意，刻意"不为"，也是"为"。

无为是一种意识状态。在无为的意识当中，人放下了刻意的控制，对自然进程放手，完全顺其自然。

借由无为，人可以超越到一种超然的意识当中，与生活的经历"剥离"开来。你有情绪，但你不是你的情绪；你有念头，但你不是你的念头；你有行动，但你不是你的行动，人处在一种既在又不在、既在其中又在其外、既是又不是的微妙状态。

在无为的意识当中，生活如何进行、下一秒发生什么已经不重要了，因为真正的你并没有卷入，真正的你是无为的！

无为而无不为

无为不是不动，也不是不做事，而是不刻意。故意"不为"，也是"为"。

无为指的是一种意识状态。在无为的意识中，人放下控制，无为而为，不再抗拒每一个当下，哪里有抗拒，哪里就有痛苦，痛苦是一种张力！

无为让人处在一种超然的意识当中，人和生活的经历剥离开来，一种既在又不在、既在其中又在其外的微妙状态。无为让人处在一种"不执"的状态，但不执，即解脱！所以叫无为而无不为、动而无所动、终日行而未曾行。

最好的有为是无为

无为而治包含了极大的智慧，无论是用来处理情绪，还是调节人际关系或是作为一种全面的人生哲学，应用于生活的方方面面，无不显示出其强大的功效。只可惜好多人误以为无为是一种很消极的东西，不屑一用。

人有一种心理怪癖，好像管用的东西就一定要很复杂，否则就不管用！其实真东西往往最简单，真理的一个标志就是简洁明了。

面对情绪和杂念，更好的方法是无为——接受其真实的存在，不作为，任其自由地来去，越是想要人为干涉，就越是容易搅进去。时间久了，人会发现，自己不是"来了又去、去了又来"的情绪和念头，而是一个不变的更高存在——"观"的意识，这是更接近于人本性的意识。"不生不灭、不垢不净、不增不减。""观"的意识不受情绪和念头的染着和损害，就像朗朗晴空不受来了又去、去了又来的乌云的影响。

面对身边的人，尤其是亲人，想要改善关系的最有效方法也恰恰是无为——放下想要改变、更准确地说总想要改造对方的企图，人际关系往往朝着有利于自己的微妙方向发展。

"我无为，而民自化。"做自己是每个生命最为基本的动力，每个人对于被强加都会有天然的逆反和抗拒。每个人都有自己成长的速度和节拍，每个人都有自己需要学习的特定人生功课。换句话说，每个人都有自己的命！每个人的时间点到了，自然会改变。想要对方朝自己希望的方向改变，恰恰是不让对方感到被控制和有犯错感。抓得越紧，跑得越快！

无为不是不做事，而是指主观上的态度，不控制、不刻意，"为无为，事无事"。可以计划，但不强求，计划永远赶不上变化，人生要进入一个充满弹性和自然自发的状态。无为是尊重事物的本然，尊重事物自身发展的进程，在万物之所是面前保持谦卑和后撤，放下想要人为刻意的控制。

"春有百花秋有月，夏有凉风冬有雪；若无闲事挂心头，便是人间好时节。"借由无为的态度，人可以体会到那些听说过但却认为遥不可及的境界——以出世的心做入世的事，活在人世间又超脱于人世间，"不即不离，不住不着，纵横自在，无非道场！"

人到无心即是禅

无心者，于心而无心；无念者，于念而无念。无心不是刻意求来的。无心不是刻意去排斥、打压自己的念头，而是无为，时时刻刻无为的意识即是人的本性。

无心是自然自发，生命回归自然自发的状态，不再追求异在的状态，与当下的体验合一。

无心者，自然而为，没有必要再去追问关于心的问题，没有必要再去苛求什么，没有必要再去问为什么。

心在原地不动

心在原地不动，就是活在当下，不渴求、不追求一个异在的状态。

心在原地不动，并不是去强求自己的心不动，去强求心不动反而会造成心更乱动。心在原地不动，是无心而动、无心而为、无为而为，是自然自发。

无心者，于心而无心；无念者，于念而无念，在这一过程中，顿悟无为的意识才是人的本性，无时无刻的无为即是开悟。

心在原地不动，就是已经不去关心关于心的问题，已经没有要追问之心。

几种有助于开悟的心态

一，无为的心态。无为不是不做事，而是不刻意的心态，顺其自然，减少"头脑的我"的干预。

二，愿意对未知保持开放。即使是在开悟的区域，仍然有境界的不同。如何保持自己的意识一直前行？愿意对未知保持开放。不故步自封，意识自会前行。

三，平常心。开悟不是新得到什么东西，而只是恢复"本来状态"。

借由无为回到"观"的意识

静观是人的意识内在的一种先天的、无须外求的能力。人无法做到静观，是因为意识大部分时间都搅进了情绪和杂念里，静观这种更高的能力隐而不见。

想要静观，不是和自己的情绪和杂念作战，抱着要歼灭对方、决一死战的决心，而恰恰是无为。因为无为和不对抗，所以不会卷入；因为不和情绪及杂念为敌、形成更大反弹，所以不会陷入相互作战的恶性循环；因为无为，人顿悟自己的本性是不与一些相认同的意识；因为无为，人更快地回到本性，无须对"不是自己的"做什么！

思维是对情绪的合理化说明。思维和杂念的存在，是因为底层有深层的情绪，而情绪的本质是一股被压抑的能量，情绪和杂念久久不去，是因为人大多数时候选择了压制，让问题无法真正呈现，受压制的能量无从释放，越积压越多。

借由无为，可以在潜移默化之间，释放掉情绪与杂念背后被压制的能量，当意识的卷入越来越少，静观的能力自会显现。

受命、改命与观命

人生有三种境界：

第一是受命，即受制于命。因处于无知与无明之中，看不清命运背后无意识的东西，被命运驱使着走，身心很不自由。

第二是改命，此时开始有知与有明，开始看到命运背后的无意识心理，尝试跳出和改变命运模式。但既然是改，那就难免经历冲突与摩擦，会有阵痛。

第三是观命，观命就是看着命是怎样进行的。人处在超然的意识当中，无为而为，对生活放下刻意控制，顿悟个体只是自然运行的一部分，顺应自然不抗拒。因为不抗拒，所以没有痛苦和张力！

即心即佛的心是无心之心

即心即佛的心是无心之心（在英文文献中，为了区分，用大写的 mind 或 no mind 来表示）。即心即佛的心是不再求之心，是不再想要成佛、成仙、成道之心。佛说一切法，为除一切心，我无一切心，何须一切法？！

即心即佛的心是石沉大海之心，是不再向外求之心。即心即佛的心是原地不动之心，不再纠缠关于心的问题；而去想和追问关于心的问题，想要有所为，恰恰成了有心之心，让心更加外逐，"离家出走"得更远。

即心即佛的心是无为之心。无心不是刻意求来的，刻意去求，反而又成了有心。心上生心，心更乱。无心者，于心而无心；无念者，于念而无念。时时刻刻无为的意识即是人的本性。

即心即佛的心是活在当下之心，是自然而然之心，是不再追求异在状态之心。自然而发，无为而为，就像走路一样，不需要去想先迈哪条腿！

生活中最美好的东西往往是无心之妙

"有心栽花花不发，无心插柳柳成荫。"生活中最美好的经历往往是无心之妙，即不是刻意求来的。拼死拼活去做事，费事儿不说，效果还未必好。

其实生活本身不耗能，是人把生活过得很耗能，是人把事情做得太费劲。之所以费劲，是因为夹杂着很多情绪，心很乱。在心很乱的情况下，就会犹疑不定，出现选择困难甚至是选择恐惧症，左也不是右也不是，左右为难、怎么样都纠结，时间和精力就这样耗过去了。

而人在没有情绪、心不乱的情况下，做事会有一种确定感。

内心有一种直觉和灵感的指引，做事是顺着一种自然而然的自然倾向，过程不是很费力，但效果往往也不会差，甚至会有一些意外的惊喜！

不抗拒地生活

不抗拒地生活，就是对自己的情绪、念头、思维、感觉等所有的内在体验保持无为的姿态，不抗拒！这样人就渐渐地从当下的体验中剥离开来，回到一个更大的、不与一切相认同的意识（本性意识）。

不抗拒其实就是无我，与自己的念头、思维、情绪、感觉相对抗，恰恰人为地制造出一个我的存在，而这个我是假我。正是这个假我不必要的干预，制造出无数的痛苦和内耗。

降伏其心，心在何处？

降伏其心，心在何处？心性本空，有的只是意识，非个体化的纯意识，心只是代指。故曰："照见五蕴皆空。""五蕴皆空"是说心的内容并没有自性。

降伏其心，实无心可降！

降伏其心，是"以心捉心不见心"。以心生心，是没事找事儿！

修行的误区

修行的误会

关于修行，存在很多的误区与误会，有必要专门予以厘清，否则会严重阻碍那些真正想要在精神上成长的人们。

第一大误会：

追求一个没有爱的顽空和死寂的状态。很多人误以为人生的终极状态是空，或是对空产生严重的误解，以为空就是一个什么都没有的状态。这种误解很容易造成偏执，造成一种没有爱的对生命的冷漠。这种冷漠不是真正的心静或是静心，二者有着天壤之别的根本差异。心静或是静心本身是伴随大爱的，而冷漠则是一个没有生命力的状态，容易导致人抑郁。这一点要特别注意区分。没有爱（大爱），生命将变成一片荒芜！

第二大误会：

对金钱与性不适当的负罪感。一提到钱和性，就有无数的负面想法和感受，即使是对正常的钱和性也抱以深深的敌意。钱与性是人生中的两大基本主题，需要认真面对。如果是因为心理障碍而故意躲避这两个区域，那恰恰是有需要解决的心理问题。

第三大误会：

追求更大的优越感和人们的顶膜礼拜，以及居高临下的优势地位，实质是因为内心自卑而需要别人的认可。"无凡无圣"，让自己看起来普通恰恰是修行的更高境界。

第四大误会：

仍然把修行当成一场外求，还在从外面寻找答案。真正的修行是向内的，是连接内在的智慧，答案不在外面。"为学日增，为道日损"讲的就是这个道理，所有的资源都在你的内在。

性、钱、吃肉何以成为问题

关于性、钱与吃肉，一个最大的误会就是认为，性、钱、吃肉与人的灵性成长或修行是不兼容的，甚至将这三样东西视为是罪而加以禁忌。

然而，把人性标定为罪的做法并不解决问题，反而会使问题愈加复杂化，容易引发诸多的心理问题。

所有的障碍都源于意识上的障碍，罪并不在于性、钱与吃肉，而在于人是如何看待这三样东西的，以及如何实现这三样东西。

自由，意味着可以有也可以没有，而不偏执于任何一端。既不是出于恐惧的逃避，也不是成为一种"附着"放不下。

性、钱、吃肉与开悟

有很多人，尤其是修行的人，会纠结在一个看似势不两立的两难困境之间：好像精神上的修行或灵性上的追求，与金钱、性或是吃肉是相冲突的。于是，在修行面前，性、钱、吃肉变成很不洁的东西，甚至是一种罪恶；二者只能选其一，要精神或灵性，就不能再要钱、性和吃肉；要钱、性和吃肉，就得远离甚至是排斥精神和灵性，以及其他任何可能引发负罪感的东西。

如果不清除这个误会的话，会严重影响人的正常生活，甚至影响一个人如何做"人"。最主要的是，这一误会不清除，会使那些真正想要在精神上成长的人们望而却步，阻碍前行的脚步。

开悟从本质上讲是一种意识状态，和外在无关。罪并不在于钱、性、吃肉，而在于人们如何看待它，以及通过什么方式实现它。人的意识如何解读才是关键！

人所有的痛苦都源于无知和无意识。关于钱和灵性相冲突的误会，可能和对某些灵性教导的误解有关，比如"有钱人进入天堂，比骆驼穿过针眼还难"。这句话的本意，并不是说钱本身是问题，而是说人有钱了，容易变得骄矜傲慢，影响一个人在精神上的成长。这句话的本意是善意提醒人发达了别忘了谦逊。

如果一个人是用诚实劳动来换取报酬，这本身就是天经地义和符合灵性的。以下几种不正常的现象，倒是需要引起警惕和注意：

◇刻意让自己保持贫穷，并不是美德；

◇出于负罪感和恐惧心理，用钱来赎罪；

◇被别人有意无意地用恐惧控制，非出于本意捐钱，恐惧是一种控制人的极好方式。

相比钱，性可能是一个更大的问题，这需要从正反两方面来讲。首先，从反面说：修行中有相当一部分人，背负着对性无法形容之大和无法承受之大的负罪感和恐惧，即使对正常的性，也像是烫手的山芋避之不及。人在特别害怕时，会用逃避的方式来作为心理防御，这时修行反倒用来掩饰自己不敢直面自己内心真相的恐惧。人要防止出现的一种现象是，把心理障碍当成美德！

有一件非常诡异的事：人的身体来自性，但人在长大后，所有的身体器官中，最瞧不上的就是性器官。人尽一切之能事污蔑性、打击性。然而人越是打压什么，意识就越是附着在什么之上；人越是不要什么，脑子就越是想什么！不承认人性的需求，其结果就是心理的扭曲。

人要想成长得快，需要遵守的一个原则是：永远对自己诚实，自己不欺骗自己。不用掩耳盗铃和自欺欺人的方式，来回避需要面对的心理问题。开悟不是愚痴，更不是伪善！

接下来，从正的方面讲：性（包括钱也是）之所以产生了很多问题，甚至成为一个需要道德和法律介入调整的问题，归根结底，并不是因为性（钱）本身是罪，而是取决于人如何看待性（钱），通过何种方式来满足性（钱）。也就是说，如何和性（钱）相处，还是取决于人的内在！

性的品质源于爱的品质。当性与爱相脱离时，容易成为一股失控的力量。爱本身是最好的法律，道德、法律、规范、规矩等，只是用来约束心中没有爱的人的。伤害是因为心中缺爱！

最后再说到吃肉。开悟是"见相非相"，和吃肉吃素没有关系！修行的本质在心，而不是虐待身体！如果一个人只是因为生活习惯，而自愿选择某种饮食，这本身无可非议。但如果是出于恐惧和负罪感，被迫和强迫自己吃素，甚至在吃东西时散布一些恐吓性的言论，或做过度的推销、推广，搞得身边的人也难受，这是心理障碍，得治！

真正的修行是做个有开悟心的凡人，"不即不离、不住不着、纵横自在"，既活在人世间，又超脱于人世间！

开悟和宗教无关

关于开悟最大的一个误会就是：开悟必须借助于某种特定的信仰体系，或一提开悟，就立即联想到宗教。正是因为这一阴差阳错的误会，让很多本来对精神成长感兴趣的人，反而对此避而远之或踟蹰不前。一看到开悟二字，首先想到的就是苦行和苦修。

在很多人眼里，开悟无异于是受苦，意味着要过和正常人不一样的生活，要放下许多属于正常人的乐趣，甚至要遵守很多的仪规、规诫和戒律。

真正的开悟恰恰是要跳出任何身份意识的限制和头脑各种程序的编程，回到没有被任何信念体系所沾染过的本性意识。

需要注意的是，开悟的是心，而不是别的什么东西！开悟的核心在意识，开悟的直接法门是：避开任何不相关的、可能会把人带偏的路径，紧紧锁定开悟的核心——意识。

不借助任何的信仰体系，不绕任何的弯路，完全可以走出一条更直接快速、也更为人性化的精神成长之路！

开悟不是苦行与苦修

很多修行人过度沉溺于身体的各种训练，或是迷失在各种规诫、训诫之中，在通往开悟的路上，人为地制造出很多不必要的痛苦。

开悟的本质是意识，开悟的是心，而不是别的东西。换句话说，抓住身体不放、和身体过不去，这和开悟的目的——终结痛苦是背道而驰的！

身体本无罪，虐待身体来完成意识状态的转化，这本身在方向上就走反了。

痛苦是因为活在假相之中！痛苦的出现恰恰是在提醒人们，有深层的无意识障碍需要浮出水面。比如，如果深信修行、开悟就是要吃苦（suffer），这本身就是一个非常致命的无意识。直到这个盲区被意识到并放弃之前，人会把修行和寻求开悟认为是一场自虐。这也是为什么很多人把修行认为是苦修和苦行的原因。

开悟是没有更多的禁忌

开悟是一趟通往身心更加自由的解脱之旅。

如果一个人的身心更加不自由了，更加局促和不安，有越来越多的束缚，生活只剩下了禁忌和戒律，这是一个非常值得注意和明显的信号：在提醒人可能哪里出了问题，通常是有深层的无意识障碍需要处理。

一个开悟的人，首先必然是活"明白"了，活得更加自由和超脱。但同时又从心所欲而不逾矩，这个"矩"不是禁忌，不是戒律，而是大爱，不伤害是因为爱而不是因为恐惧！

人唯一的原罪是忘了自己的神性

人的本性就像是电脑的硬盘，本来干干净净，只因输入了各种程序，结果人和各种程序产生认同，被输入的程序所运转。

在这些程序中，有一个几乎是致命性的病毒性程序，那就是：人一生下来就是有罪的！人在神面前只是一个微不足道的、污秽的罪者，人与神是绝对分离的，神界高高在上，与人界是绝对分离的两个世界。人只有通过赎罪才能到达神的天国，于是人就背负着生命无法承受之重的负罪感，开始了苦行与苦修，开始了盲修瞎炼，结果越来越远离自己的本性（神性）。

而觉醒、觉悟就是看到人性中的无辜，看到自己的硬盘不管输入过什么程序，发生什么经历，自己的本性都未受影响，都是"不垢不净"、"不增不减"、"不生不灭"的。

神性与天国从来都不在外在，自始至终都在你自己的心里！停下向外寻求的脚步吧！

看看你信仰的最高力量是不是爱你的

每一个人，不管是有神论者还是无神论者，其实在潜意识深处，都会有一个自己所相信或信仰的最高力量，即人们所说的冥冥之中的安排。只是在不同的人那里，这种最高力量以不同的名目出现，比如上帝、佛、老天，等等。即使一个人说自己什么都不信，其实这种"什么都不信"也是一种信念体系（belief system）。

协调好自己和这种暗中相信的最高力量之间的关系，至关重要。因为这种认知决定了人是活得凄惨还是幸福。如果相信这个最高力量是一个谴责性的惩罚性力量，人就会坚信自己的需求是不被得到满足和支持的，哪怕是最为正当的人性化需求。有了这种意识，人就不敢去大大方方满足自己的需求，或是在满足需求的路上，自我破坏，受没必要的苦和罪。

其实，每一个人在每一个时刻，都是被宇宙（最高力量）无条件地爱着的，人之所以把最高力量想象成是一个可怕的毁灭性力量，只是因为恐惧，是自己的恐惧，导致人与最高力量的无条件的爱的隔绝！是恐惧让人活在了负罪感极大的负重之中，随时随地担心害怕自己会受到来自某种力量的报复和惩罚。

只有切切实实地感受到，自己是被无条件地爱着的，人才能变得更加自我支持，才能在满足正当需求的时候不再人为地设置障碍。

放下，放下什么？

放下是个劝人劝己时最常用的词汇，但放下到底指的是什么，放下到底是要放下什么？

是要放下做事吗？是要放下外在的世界吗？人在特定的阶段，比如需要休养的时候，当然可以暂时放下外在的一切，选择静养。但放下从根本上讲，或者说更高的放下并不是指要放下外在的世界，放下自己想要的目标，而是放下心中的附着和执着，即得不到就要抓狂、得不到就不行，"我必须要怎么怎么样"。

事实上，很多时候恰恰是因为不恰当的附着，才导致人得不到自己想要的东西，这是很多人受挫的主要原因。相反，放下心中不恰当的附着而不是放下做事或外在的世界，"无为而为"，不执着于目标反而更容易实现目标，不恰当的附着只能制造更多的阻力。

如何看待特异功能

很多人会把开悟和拥有特异功能或超（自然）能力联系起来，这是一种误会，需要澄清，是风马牛不相及的两件事儿。

简单点说，开悟的人不一定有特异功能，有特异功能的人不一定开悟。而一个开悟的人即使有了特异功能，也不会把它当回事儿。

特异功能所谓的特异，只是在通常意识状态下看起来特异。从更高的层面看，特异功能只是特定能量场（energy field）的产物，与个人无关。

但人的弱点就在于，"见相即相"，容易被表象所迷惑。加上特异功能对于常人来说，确实很吸引人眼球，容易被吓住。

所以，真正的精神教导为了防止人走偏，都是提倡人专注于提升自己的内在，并不建议人去刻意追求特异。

现实中，这样的例子也不鲜见，刚出道时凭借特异功能一炮而红，之后被追捧为大师，但自己的内在修为跟不上，很快又栽在特异功能上，惹出麻烦。

所以，致力于提升自己的内在永远是王道！

对开悟大师的误解

人们往往对开悟大师抱着神一样的期待，以为开悟大师都像天上的神仙一样优雅，仙袂飘飘。

其实真正的开悟大师早已脱离了"头脑我"的认同，活在自然自发的自然状态，只是很本真地生活，并不会刻意地做什么，也不会刻意地不做什么，一切只是依本性而为。

正因为解除了身份认同，人显得更加鲜活、更加随性，一个开悟的人同时也可能还是一个嬉笑怒骂的常人。

最著名的例子莫过于印度近代开悟大师马哈杰（Nisargadatta Maharaj），他一边抽烟一边给人讲开悟，其突兀的风格往往让很多人受不了，给初访者造成强烈的冲击。比如，讲座正在进行中，他会突然对前面坐着的人说"不提问题去坐到后面！""明天别来了，该干吗还干吗去吧"等类似的话。对于接受能力还很有限的人来说，会误以为马哈杰是在贬损自己，以为自己不受欢迎。

其实真正的开悟大师，不管外在的表现形式如何，心中对人们的大爱是恒定不变的，是真心希望别人好。大爱可以有很多种表现方式，不见得非得见了每个人都笑眯眯的。在修行中有棒喝式的教学法，恰恰是以一种迅雷不及掩耳之势的急厉，来瞬间摧毁人的小我，加速意识的转化。

真正的开悟大师，从外表上看不一定有什么明显的标记，肉眼凡胎的凡人，与一位真正的开悟大师擦肩而过，可能也丝毫没有觉察。大卫·霍金斯就曾经在纽约街头亲眼见过一位开悟的乞丐，而在普通人看来，他无非就是一个要饭的！

倒是一些假大师，充分利用人性的弱点，把自己装扮成人们臆想中的开悟大师，比如留着特定的胡须、穿着特定的服装，等等，言行像表演一样，让人一看顿生敬畏之心，有的还走上了骗钱骗色的路，这只能忽悠那些分辨力还不够成熟的求道者。

如何分辨真假心灵大师

以下几条标准，可供分辨真假心灵大师时参考：

第一，爱与宁静。真正的心灵大师及体系带给人的一定是大爱与宁静，因此，远离那些带给你负罪感，或是用恐惧作为控制手段的人或是东西（如书籍）。

真正的心灵大师都是希望人立即从负罪感和恐惧的重负中解脱出来。所有的痛苦都源于无知和无意识，真正的心灵大师只是在做一件事：唤醒！让人回归自己的本质——爱与宁静。

第二，能量与力量。真正的心灵大师及体系是促进人的生命力的，在接触真大师及体系（包括书籍）的过程中，人可以很明显地感觉到自己的能量与力量在迅速增长，而且会为以后带来持久的推动力。

第三，直截了当。真正的心灵大师都会直指人心，不绕弯路、不扯淡，直接引导人回归内心，向内寻找答案。

第四，简洁明了。真东西往往最简单，过于复杂的未必是真东西！

开悟的捷径

开悟静心的落脚点

是什么东西影响了人开悟？

开悟是内在智慧的彰显，是与内心的智慧建立连接！

而人通常的情况是，被各种情绪和无休止的杂念所遮蔽和侵扰。"总为浮云能蔽日"，别说开悟，就连享受片刻的内心宁静都很难。

是什么东西影响了人静心／静观？

静心不是静止不动，而是动的同时仍然保持心静！

自古以来，静心／静观就是人渴求的美好状态，人可以一边做事，一边保持超然。

那为什么做不到静心／静观呢？做到静心／静观，需要人没有情绪的卷入，如果一遇风吹草动，立刻就激起强烈的情绪反弹，那静心／静观当然是待不住的。

开悟静心的出路与落脚点：

再高大上的东西不能落地，也只能沦为空谈与玄学。

想要开悟，最需要的不是去研习什么高深的理论，形成更多的知障。而是返回内心，直接清除掉通往内心智慧的障碍，让内在早已等候多时的本来智慧得以显现。

心静不是刻意求来的，而是解除闹心之后的自然产物。放着闹心不解除，单方面去求静心，往往效果甚微。

人之所以做不到开悟静心，最主要是因为有情绪的遮蔽。所以，开悟静心的出路和落脚点是：扎扎实实地掌握有效清理情绪的方法，让自己在不脱离日常工作和生活的同时，还能保持心静。在穿越无数次的情绪湍流之后，人自我调整的功夫历练得越来越炉火纯青，内心越来越清明透彻！

开悟的捷径

在没有比较现代的心理方法，比如心灵疗愈的方法之前，人们需要借助一些传统的方法，比如打坐、冥想等各种法门来达到静心与开悟等较高的境界。

但这些方法大多属于渐修的方法，一是需要很长时间，二是可能会造成与现实生活的脱节，甚至需要遵守很多规矩。

而现在有了更为人性化和更直接的心理方法，人完全可以走出一条捷径！

就拿开悟来说，其实最快的方法是：打开悟性，让智慧从内在开始显现。而打开悟性最快的路，就是解除和疗愈痛苦。人的智慧出不来，很大原因是被痛苦"障"住了，而解除痛苦之后，人的悟性自然会打开。

当人的悟性一旦打开，所有的智慧都会融会贯通，甚至有在一瞬间所有智慧全都打成一片的感觉。

穿越情绪让人体验到禅的境地

禅是一种意识状态，不逃避、不抗拒，与当下的体验完全合一，完完全全地活在当下的实相（Reality）之中。

当人不再逃避和害怕情绪，而是选择一跃而入情绪的湍流与漩涡之中，去经历和体验情绪最真切的感觉，人就开始体会到活在当下实相之中的滋味。

道无处不在，生活本身就是最好的修行。真正的道不是高深玄奥、空中楼阁、远离人间的玄学，而恰恰是在日常洒扫之间即可体证和顿悟到的！

开悟其实没有那么难

由于种种原因和误会，开悟被蒙上了许多层神秘的面纱，让这个本来就不为大众所熟悉的事物，更加不好理解。知道以下几点，有利于加速开悟：

首先，开悟有一种确定性（certainty）。从某种程度上说，人本来就是开悟的，开悟只是人的本来状态和自然状态。所以，开悟只是恢复人的原初状态。这也是人为什么会莫名其妙地对心理、精神或是灵性的东西感兴趣的终极原因，因为人的心、人的意识要回家！只要不刻意排斥这一自然的进程，开悟只是迟早的事儿。所以，开悟大师们会说，人一旦踏上寻求开悟的路，其终点已经确定了！因为你不可能到别的地方。

第二，开悟的难易程度和所用时间，取决于人抗拒的程度。一个开放的心态和意愿有助于人意识的前行，这就像是一种邀请性的姿态，愿意在真理面前放下身架。

第三，抄近路、走捷径。说开悟简单，也是从这个角度说的，其实开悟所需要知道的核心信息非常之少。需要留意的是，开悟不是积累知识，不是学得越多越好。

此外，非常重要的一点是，要避免被表象所迷惑，比如，是不是真理和追随者的人数或知名度没有关系。

开悟是跳出各种陈词滥调的说教

从古到今，关于开悟充斥着各种误会，充满各种陈腔滥调的说教，把一件本来很简单的事儿搞得跟鬼火似的，更加扑朔迷离，让人无法琢磨，甚至使人心生畏惧、避而远之。

然而，一个有意思的现象是，历史上凡是真正开悟之人，不管最初走的是什么路线，最终无一例外都是独立不惧、敢于突破陈规之人。

一个人一旦陷入陈词滥调的说教，将与开悟彻底绝缘，因为他将被困在各种形式和仪轨的羁绊中，迷陷于一个又一个的陷阱。

而开悟需要的恰恰是避开各种不相干的东西，直抵真理之最核心！

直接开悟的直接法门

开悟有两种方式，间接开悟（如渐修）与直接开悟（如顿悟）。渐修，顾名思义，是一点点地修，需要很长时间。无疑，从节省时间和精力的角度，能直接开悟（sudden enlightenment）是最好的。

而要直接开悟，需要明确以下几点：

◇须避开一切不相干的东西，直接锁定开悟之最核心——意识；

◇开悟的本质是一种意识状态，也就是说，开悟是意识的事儿，和其他没关系；

◇过度沉迷于通过身体训练等方式达到意识的开悟，可能走反方向，或是分散不必要的注意力。

直接开悟的直接法门是：直接回到开悟的核心——不与一切相认同的纯意识。

寻求开悟要走直而窄的路

寻求开悟要走直而窄的路。所谓直而窄，就是说，开悟要走直径和捷径。开悟并非无路可循，也并非没有小路可抄，只是需要避开一切不相关的东西，这是对自己努力和投入的最好尊重。

开悟所需要知道的核心信息非常之少，但人的心理弱点在于：容易被表象所迷惑，"见相即相"，分不清真假，比如会天真地以为，追随者的人数众多，就说明是真东西。其实是不是真理和追随者的人数没有必然关系。

对于想要真正寻求开悟的人，从众是一种非常需要警惕的心理倾向，要避开一切不必要的弯路和陷阱，目光只锁定开悟的最核心——意识。

有助于开悟的几种方式

真理并非无路可循，在修心的这条路上，方向决定速度。方向对了，可以事半功倍，方向反了，事倍功半。对于寻求人生至高境界——开悟的人，以下几种方式有助于踏上开悟的直通车。

◇疗愈创伤与痛苦。人的内在智慧出不来，很大程度是因为被痛苦的情绪遮蔽住了。而真正心灵疗愈的价值在于，它能迅速扫净痛苦情绪的乌云，让人内在的智慧显露出来，迅速打开一个人的悟性，让人走上自证自悟的路。

◇阅读真正的开悟著作。真正的开悟著作，就像是一幅精准的灵性地图，可以帮人抄近路，走捷径。就像人要上喜马拉雅山，如果有前人留下来的路况图，会帮助人不迷路，大大减少时间和试错的成本。但有一点非常重要，一定要确保自己所用的材料是真正的开悟材料，否则和用错地图的效果是一样的，浪费时间不说，还有可能走反方向。

◇置身于高能量的人身边，如近身于一位高意识的老师。这是最快速地帮助一个人意识状态发生转化的方式。在量子物理的层面，人的气场（能量场）是一种频率的振动，置身于高能量的人周边，可以迅速打穿自身低能量的盔甲，促使一个人潜在的、同样的高频振动频率被打开，在潜移默化之间发生大的变化，尽管这一过程肉眼未必看得见。对于悟性"到点儿"的人，这可以催化大的顿悟，甚至是直接开悟（sudden enlightment）！

从经验到经验的能力

在生活中实践直接开悟的一个直接法门是：从经验到经验的能力。稍微注意一下即可发现，人在有所经验的同时，不管这种经验是什么，始终伴随有一种不变的东西——经验的能力。这种不变的、非个人化的东西才是人的本性或本质。

人之所以痛苦是因为身份认同错误，完全和各种经验建立起了认同——"着相"，忘了自己是一种更高的"能力"。一旦意识到自己是经验的能力而非具体经历，生活即开始进入一个超脱和解脱的过程。

如其所是地与感觉在一起，是通往开悟的直接法门

如其所是地与感觉在一起，是在日常生活中，即可顿悟和

连接人的本性最直接和最方便的法门。

相比情绪和感觉，思维是一层很浅薄的东西，它就像一层眼翳，让人无法感知当下正在发生的实相（What is）。

而回到真实的感觉感受层面，可以绕开思维、直达当下正在发生的实相。当人真正接受和体验自己的真实感受、与自己的真实感觉在一起时，就有机会体验到有形有相的感觉、情绪，很快消融为无形无相的能量流。人瞬间可以体验和顿悟到自己的真实存在、无形的本性——非个人化的纯意识（Consciousness）、非个体化的存在感（Presence）！

当然，头脑的假我会制造一些障眼法来破坏、阻止这一进程，比如头脑会用恐吓、讲大道理等方式来强压真实的感觉感受，或是让人不敢接受真实的感觉感受。因为头脑的假我让人以为，如果接受了自己真实的感觉感受，就会变成坏人或是变坏。

然而，事实的真相是，人如果接受了真实的感觉和感受，就开始实现自我合一，而自我合一带来的是心静和做事的自然倾向。人回到"大道废、有仁义"之前的自然状态，在自然状态下，人自然会把握好做事的分寸，把握不好做事的分寸，恰恰是因为头脑的假我破坏了生命的自我调节能力，破坏了生命自然的流畅！

心灵成长的几个关键点

对于已经走上心灵成长之路的人，有几个关键点需要注意：

第一，放下身架是自我成长的第一步。

影响人前行的最大障碍就是傲慢，傲慢的背后是各种身份认同带来的自我限制。如自认为有高学历、高收入、高的社会地位，而放不下面子、放不下"谱"，自己给自己下一个套，自己给自己营造一个骑虎难下的局面。为了维护这个身架，以牺牲直面自己内心真相的代价，继续打肿脸充胖子，其结果就是延误内心真正的成长。

对于修行人，需要格外注意的是另外一种傲慢（又被称为精神上的小我）：自认为自己是修行人，不是一般人，是不食人间烟火的神，不是普通人，所以以一种高高在上的姿态俯视人间，活在空中楼阁中，不接地气。

一心想着成神，其实是因为不能"做人"。真正的修行恰恰是在真实的生活之中，需要注意和警惕的是，防止用一种更为高大上、更具迷惑性的幌子——修行，来掩盖自己真正的问题，掩盖自己在日常生活中为人处世其实有极大心理障碍的真相。如果修行成为对现实问题和现实生活的逃避，那无疑是在掩耳盗铃、自欺欺人，只会耽误自己真正的成长。

还有些修行人，会把自己跟过的老师、师父，或是学过的方法、经历等，当成一种可以居功或向人炫耀的资本，这反而是束缚自己接受真东西的障碍。

自己对自己诚实（integrity），自己不欺骗自己，自己对自己的现状保持坦诚，是确保人不走偏的根本保证。

第二，心灵成长的方向与方法。

心灵成长有两个东西非常重要，一是方向，二是方法。

方向决定速度，方向反了人会努力错地方，导致南辕北辙，做无用功、绕弯路。浪费时间、精力、金钱不说，还让自己更迷茫，甚至被误导，走上歧途。心灵成长的方向是从向外回归向内，从外求回归内求。答案并不在外面，每个人的内心本来就有最高智慧，所有真正的心灵大师都是在指明这一点。智慧不是从外面求来和学来的，而是放下内心的障碍自然就会显现的。"为学日增，为道日损"讲的就是这个道理。

从外在积累知识，回到自己内心的真实体验，不再鹦鹉学舌般地重复别人的陈词滥调，开始有自己真正的体证、体悟，不再走脑，开始走心，这是心灵成长中非常关键的一环。否则，人很难有大的突破。

大道理都懂，关键是怎么做到，方法就是专门用来解决"知行合一"这一难题的。学道人易重道轻术，认为术、方法是技术性问题，不值一提、不屑一顾，然而，没有有效的方法，人很难走上自我体证、自证自悟的路，总是摆脱不了依赖外在、依赖看书和学习的老路。

只有掌握扎扎实实的自助方法，让自己的生活开始发生持续性的质的改变，人才会对自己走的路有信心，才会确信自己走的方向没有错，并坚定地走下去，步入一条无须借助外力，能够自我调节、自我指引和自我超越的内在之路！

点亮心灯，驱除无明

点亮你的心灯

痛苦是无知的产物，

痛苦源于无意识；

痛苦越大，

无意识越深。

痛苦不值得崇尚，

相信苦尽甜来，

只是一种无奈；

认为苦才是人生，

还是自己没有走通。

世界上最可怕的事，

不是痛苦，

而是见不得自己开心。

点亮你的心灯，

让自己变得越来越有意识，

驱除无意识的黑暗，

彻底拔去痛苦的根！

拓宽你的意识维度

意识维度就是人有意识的程度，人越有意识，就越能看清行为表象背后的真实动机和信息，跳出无意识和潜意识的影响，不容易走弯道。

打个形象的比方：意识维度就像是电灯泡的度数，电灯泡的度数越高，灯光就越亮，照亮的地方越多，暗角和盲点就越少。也就是说，意识维度越宽，人的视野就越广，以前看不到的现在可以看到。意识维度拓宽之后，人的痛苦也会相应减少，因为痛苦大多源自无意识！

拓宽意识维度有助于人：

◇更好地了解自己；

◇减少试错，少走弯路，提高工作和生活的效率；

◇增强识人辨人的能力，从心理上防止上当受骗的能力；

◇越来越处于有智慧的状态，不容易被忽悠，不容易被"表象"所迷惑；

◇站得高、望得远，可以做出更理性和有利于长远利益的决定。

卸掉你大脑的程序

人的大脑就像是电脑的硬盘，而各种关于生活的看法，就像是电脑的软件，驱使着人按照安装好的既定程序去运行。而人呢，如果处在深度的无意识状态，就像一个机器人，被大脑的各种程序所控制。

可以说，阻碍人走向幸福的最大障碍，也恰恰来自大脑这些根深蒂固的信念，人若想活得自由，就必须激活自己的意识（觉知、觉察），就像启动电脑的保护程序和杀毒软件，去全面扫描和审查自己原来那些深信不疑的信念，是否有益于自己的健康，还是正在暗中潜伏持久地破坏自己的幸福。

比如，钱是每个人每天生活中都离不了的，但之前被人所忽视或低估的是，关于金钱的信念会深深地决定一个人的经济状况。内心对金钱的不安全感很难换来外在持久的充裕。关于金钱或花钱的信念体系中，你要去看看，自己是否有为了省一块钱而让自己受穷一辈子的思维习惯，如果有的话，趁早把它解除掉。因为人的信念决定人的行为，而人的行为又会形塑人的人生模式，其他重要的人生领域，概莫能外。

所以，我们在生活中必须要睁大眼睛，防止那些无意识的程序又骗了自己。人的幸福程度，取决于发现和解除掉这些无意识程序（心理垃圾）的多少！

人为何会抗拒喜悦？

有一个非常诡异的现象：人在无意识地抗拒喜悦，不接受、不允许自己开心，见不得自己好！不敢相信自己会好起来。这是一种非常值得注意和警惕的心理倾向，一旦有了这种意识，人生的道路必然充满痛苦。从这个角度讲，痛苦是人自找的！

追根溯源，在人们的心中，似乎已经形成一股集体潜意识般的无法撼动的共识，那就是痛苦是必然的，痛苦是人生不可缺少的一部分。人要想成功、要想幸福就必须得先经历痛苦，"No pain, no gain"，似乎没有痛苦的成功是不配拥有的，甚或是有罪的，这实在是一种可怕而残酷的信念！

正是带着这样一种根深蒂固、未经仔细审查和质疑的信念，人们开始了如此费力艰辛而又耗能的奋斗，让拼搏的代价如此之大，以至于要"年轻时用健康换钱，年老时用钱换健康"。

如果人来到世上只是为了受苦，那无异于是对生命的亵渎与不尊。人对生活的信念造就人生活的现实！如果一个人生活得很痛苦，那其实是在提醒人，该好好看看自己的内心都装了些什么。

莫要崇尚痛苦

痛苦是无知的产物，

痛苦不值得崇尚！

痛苦不是成功、幸福的必然前奏，

没有痛苦，一样可以成功、幸福。

相信苦尽甜来，只是一种无奈；

世界上最可怕的事，

不是痛苦，

而是不允许自己开心。

世界上更可怕的事，

是不相信没有痛苦的人生！

痛苦源于无意识，

痛苦越大，

无意识越深。

点亮心灯，

变得越来越有意识，

照亮和驱除无意识，

远离痛苦，

享受喜悦人生！

流行的成功观念是如何祸害人的

一直以来，社会上各种关于成功的信念都在告诉人们，"No pain, no gain"，不经历痛苦就不会成功！

这一信念带来的惨痛结果就是：人在通往成功的路上，会故意制造痛苦、挫折和灾难，让自己愈挫愈勇，抗拒不费力的成功和享受。好像没有经历一番苦痛挣扎就获得成功是有罪的，人会有负疚感和负罪感，这实在是一种荒谬残酷和近乎虐待狂式的生存信念，这是一种自虐！

正是这种关于成功的流行信念才让成功显得那样难！让人进入一个能量内耗和自己搞自己的过程，人的能量全用在了故意制造痛苦而后又用力消除痛苦之上。造成人好像不脱几层皮、不下几回十八层地狱，就不会成功的假象！

所有的痛苦都是人为的，所有的痛苦都是因为无意识。所有的障碍都是意识上的盲区！如果你生活得很吃力，一定是哪儿出了问题。你需要做的是让自己变得越来越有意识，重新审视和质疑自己以往信奉不疑的成功信念和信条，拒绝盲从，行使好自己的选择权。

人生的痛苦经历只是在唤醒人

心理学家荣格曾说，每个人的潜意识里都有一股先天的驱动力，去寻求完整和自我超越。所以，潜意识有时会故意制造一些在意识层面看来非常痛苦和难以接受的经历。但这个经历恰恰是这个人的自我救赎所需要的，是他／她刚好需要学习的人生功课。

痛苦其实只是在唤醒人：你有一个更高的存在！有些人在经历人生的触底性（hitting bottom）失败或叫"灵魂的暗夜"

（the dark night of soul）之后，意识反而发生一个量子式的跃迁（quantum leap），开启人生的觉醒与重生。痛苦只是假象，你从中发现的关于你的真实存在才是真相；痛苦不是真正的你，痛苦散尽剩下的才是真正的你！

痛苦的尽头不是更痛苦，而是开悟！

梦里与梦外：做真正的觉者

对一个没有真正醒来的人来说，梦里与梦外并无本质区别：晚上做黑夜梦，白天做白日梦，晚上吃黑片，白天吃白片，"白加黑"模式。

真正的觉者不光从黑夜梦中醒来了，而且也从白日梦中醒来了，看破二者都是梦。醒来之后并不一定要弃世隐居，而是可以继续生活在世间，继续做事，但从此以后是以一个觉者的身份在生活。冷眼旁观，不再被形相和色相所迷，看到的只有真相。

正是从这一层意义上说，"色不异空，空不异色，色即是空，空即是色"，因为看到的只有本质，"远离颠倒梦想"，不再被外在推着走。

重新认识你自己

不了解自己的内心容易瞎忙乎

人穷其一生的精力，把时间全用在了改造外在上，殊不知外在只是内在的投射，不了解自己的内心都装了些什么就去忙，容易瞎忙乎！

比如，人是有钱还是没钱和自己的意识里是贫瘠还是富裕有着必然联系。如果一个人的意识是贫瘠的，那财富问题很难得到彻底解决。人的意识一旦贫瘠，就会在潜意识里相信，钱是很难赚到的，一定得拼死拼活才能赚到钱，或得起早贪黑、像狼一样才能抢到钱。带着这种意识，要么赚个钱得累死，要么赚到钱了也害怕失去。没有钱的时候想，有钱的时候又害怕失去，在贫瘠的意识里永远感觉不安全！

"色不异空，空不异色。"一切的一切都是意识和心的显化，意识里有什么就会在外面看到什么，心里有什么就会把什么变成现实。

所以，好好地认识你自己，看清楚心里都装了些什么，再去忙，不晚！

人的经历到底发生在哪里

人的经历到底发生在哪里？通常人们以为自己的经历发生在一个外在的世界里，可是如果仔细观察一下的话，就会发现，其实所有的经历都发生在自己的意识里。一个环境、一个人、一个事件如何看，取决于人如何解读、取决于每个人既定的价值评判。

每个人都活在自己内心的世界里。弄懂这一点，人生的方向将发生彻底改变。而方向决定速度，原来是向外走和向外看，现在是向内走和向内看；原来是不停地改造外在，现在开始调整内在。

人是自己所有经验的源头！

从哪里解决问题最快

通常，人在遇到问题时，首先或者说已成为不假思索的习惯，就是直接去改变外在，但这时，人往往带着很大的情绪，带着情绪去做事只会让事情变得更乱。

需要重新定位一下问题的真正原因所在，只有弄清楚人的经历到底发生在哪里，才能最快、最直接地解决问题。人对外界人事物的回应，首先取决于内心感受和情绪的解读，也就是说，人的经历其实发生在人的意识里。所以，解决问题最快的方式，是回到自己的内心，去看相关的感受和信念。内在理顺了，外在的问题自然会得到解决，答案是在处理完情绪之后自然会浮现出来的。

在遇到问题时，最快速的解决方法是：迅速回到自己的内心，去处理相关的情绪和感受，让问题由内而外地解决！

人唯一夺不走的天赋

某种程度上说，生活本身是中性的，让人难受的不是外在发生的事儿，而是人内在的感受。是人内在的解读赋予了生活不同的颜色和意义，是人的态度决定了生活事件可以对自己有多大影响！

人们已经习惯于通过控制外在，而改变自己内在的感受，但这样做的结果就是永远都没个头，更方便和根本的方法是调整自己对生活的态度，这是人唯一夺不走的天赋。

有意识地调整对生活的态度，就是把原先赋予外界的能力收回来，看到自己才是意义的源头。当人把赋予外界意义的能力拱手出让时，自己就沦为牺牲品和受害者，被外在所左右。当人回收这种能力时，就开始变得有力，不管在何种情况下，都能平静面对，不让自己难受！

你看到的世界源于你的起心动念

你看到的世界源于你的起心动念，宇宙的大爆炸只是一念之动！

心经云："色不异空，空不异色；色即是空，空即是色。"意思是说，一切的一切都是意识的显化，外在的世界只是原原本本还原了人内在的世界！心里有什么就会看到什么，心里有什么就会把什么变成是现实（事实），尽管大多时候人处于无意识状态。

贫瘠的意识带来贫瘠的人生，充裕的意识带来充裕的人生。小心自己的起心动念，人生的曲线就是由这每一次的解读勾勒而成的。

生活即最好的修行

生活本身就是最好的修行

从古及今，不知有多少人不惜抛家舍业而走上修行的路，然而在诸多的修行方法中，有一条非常扎实也最掺不了水分的路，那就是在现实生活中自我体证和体悟。

避开现实生活去修行，心也许会暂时容易静下来，但如果一回到现实中又开始闹心，那说明问题并没有得到彻底解决，这种心静不牢靠也不持久。另外，与现实生活相脱离的修行容易成为掩盖和逃避真实问题的屏障，让人错失掉真正的成长契机。

人害怕进入现实生活，其实不是生活本身可怕，而是人害怕自己在生活里的情绪。看起来是逃避现实，其实是不愿意面对现实中的情绪。但不面对情绪并不意味着情绪就消失不见了，情绪只是暂时潜伏下来，等待下一次更大爆发的机会。很多时候，外面的人和事只是替罪羊，是人自己的情绪积压到了临界点，也就是说，问题并不在于外面的人和事，而是在于人内在的情绪应激反应。所以，解决问题的关键是要解除掉内在早已积压起来的情绪，情绪是早处理早受益！

生活本身就是最好的修行，只有在现实生活中，人才有更多的机会看到自己的应对模式及其背后的情绪，并及时将其解除。这样，通过在实际生活中，遇到什么问题就解决什么问题，遇到什么情绪就解除什么情绪，人可以逐步具备自我调整的能力，有幸进入一个摆脱外力、依靠自我调节和自我指引的良性人生循环。

冲击内在的山峰

通常，人们都把注意力放在了外面，忽略了自己内在的风景，其实冲击内在的山峰是一件更有意思的事情。

如果把日常普通的生活放到这个意义维度下的话，那日常做事的意义就发生了变化，每一次做事都是冲击和攀登／登顶内在山峰的尝试。

　　所谓冲击内在的山峰，就是说做事成了打掉心理障碍、实现人生巅峰体验的过程。

　　这时候，推动人做事的动力更多是在做事过程中克服心理障碍所获得的自我超越感和内在成就感！

做事是为了炼心

　　通常人们做事，大多是出于外在原因或动力（压力），忽略了做事带给人的内心成长。其实，根本不需要去进行什么专门的修行，如果能把做事有意识地当成炼心，这就是最好的修行、最落地的修行、最不容易掺水分的修行！

　　把做事当成炼心，做事本身也获得一种新的意义。事情没变，但做事的动机和意义变了，带给人的感觉和结果也变了。以前带给人的更多是外在的东西，而现在更多的是内在／内心的成就感！

　　把做事当成炼心，就是有意识地把炼心当成做事的主要动机，做事首要地是为了调心——调整自己的心理障碍！比如，人往往是在焦虑之下或是在生存的压力之下去做事，而现在就有意识地来调整焦虑、担忧和害怕，故意让焦虑、担忧和害怕"出来"，从而一网打尽。

　　以前因为有情绪，巴不得赶快把事情做完，甚至是在慌慌忙忙之中完成任务，而现在因为要调整情绪，恰恰是要从容地去面对，让情绪有机会释放掉。

把做事当成炼心，生活就在潜移默化之中发生了巨变，以前认为无聊的生活开始焕发新的光彩，开始富有激情！而我们也变得更加自信、更加有力量、更加富有生命力和活力，生活变得越来越好，越来越充满希望。

工作与禅修

禅是一种意识状态，一种活在当下、专一专注的意识状态。

在生活中实践禅修的最好方式，其实就是让自己保持在一种精进的状态，既不需要拿出专门的时间去修行，又不影响正常的工作生活，是一举多得的事情。

刚开始练习时，为了保持意识的集中，可能需要一点强制力，但时间长了，人反而会觉得意识不集中不舒服。尤其是做自己喜欢做的事情时，最容易进入这种状态。（所以，如果你的工作刚好是你喜欢做的事或是两者有高度的重合，那是极好的！）

在专一专注和精进的状态，人的意志力和注意力越来越集中，浑身有劲但又不觉得疲倦，保持清醒和警醒，工作的效率和精准性也会大大提高。

在古时，一些满怀热忱的求道者，千里迢迢去投奔有名的禅师，以为终于可以天天学习各种高大上的"道"了，结果却被分配到厨房去洗菜、舂米、熬粥，或是去后院扫地等干粗活。有些人在大材小用的愤怒之下会去找禅师论理，其实没有意识到师傅的真正用意和妙义所在，恰恰是要让人跳出头脑概念（相）的束缚，而就在当下最为日常的洒扫之中亲身体验禅的滋味！

把工作变成禅修

禅指的是一种意识状态，在禅的意识状态里，专一专注，只有合一，没有分离。

在生活中实践禅修的最好方式，就是找到自己真正喜欢的事情，把它变成是自己的职业或是事业。在做自己喜欢做的事的过程中，因为没有分神和耗能（内耗），人的意识会保持在一种专一专注，但又不是咬牙切齿、刻意用力的状态。

在这一过程中，人慢慢地可以体会到"行亦禅，坐亦禅，行住坐卧皆是禅"的妙义。在禅的境界里，意识状态和做事没有了区别，意识状态即是做事，做事即是意识状态。只有一，没有二。

长此以往，意识的专注力就会越来越好，功夫越来越深。在没有刻意为之的情况下，工作俨然变成了禅修和静心，能进入这一状态是极好的，这是一种很让人享受，甚至流连忘返、不知疲倦的状态。

活在当下

人的痛苦源于生活在一个人为建构出的二元对立的世界里。

于是，人就活在不停地排斥和追逐之间，心总是在去往下一站的路上，没有活在当下。更准确地说，人是在一直逃离当下！而当下恰恰是人唯一可以经历的！人遗失掉了当下正在经历和可以经历的所有美好。

和当下自己的真实状态在一起，并不是说人要故意给自己制造灾难和痛苦，或是不可以有所变动，而是说不管当下的处境怎样，都能有一个平和平稳的心态，外面发生什么事不重要，重要的是人内在的感受。人决定不了外面发生什么事，但可以调整自己内在的感受。人在这个世界上，唯一夺不去的财富就是面对生活的态度！

很多时候，对人真正有助益的往往发生在人生的最低谷，只有在那时，人才有机会和真实的自己在一起，去真实地感受自己。

有形与无形

意识的提升有一个很好的方法，就是在生活中去体悟和践行一些看似简单但影响久远的东西，比如有形和无形的关系。

有形顾名思义，就是看得见、摸得着的东西；而无形就是看不见、摸不着的东西。

人们通常会为了眼下能看得见、摸得着的东西，而牺牲掉未来看不见、摸不着，但可能对人影响更大的无形的东西。比如内心的安详、安静是无形的东西，看不见、摸不着，也嗅不出来。有时候，人们看似牺牲了一些眼下有形的东西，如暂时的利益，但换得内心长久的安详与宁静，这显然是更有利的。

　　人如果为了改善自己的经济状况，可以去试着改变一下自己花钱的意识和习惯，比如原来只对免费的感兴趣，那可以让自己养成一种新的意识："有价值的东西都是值得付费的。"就是这样一个"有价值的东西都是值得付费的"意识，就会慢慢改变和替代自己贫瘠的意识，让自己的经济意识变得越来越充裕起来，带动外在物质生活和生活品质的提高。这种看似多花一块钱或更多钱的有形的损失，换来的是自己一辈子的不受穷，从长远来说显然是更值得的！

　　在生活中，细细去体会和琢磨有形与无形这种看似简单的东西，日久天长就会深刻地影响我们。

他山之石

不可不知的开悟大师及典籍

　　关注精神成长的人，往往在选取参考资料时犯难。因为不知道真假，选择的资料如果有问题，无疑是有害的。在精神上走岔道、走错路，比吃错药的后果更为严重！

　　人的好奇心和求知欲如果得不到正面的满足，就会迷陷于各种不相关的东西，容易走弯路，甚至误入歧途，进入邪教或是类似于邪教的组织。

下面介绍一些真正的开悟大师及典籍，供那些想要提升生命品质的朋友们参考：

首先要介绍的是美国当代精神导师大卫·霍金斯（David R.Hawkins）。大卫·霍金斯是一名成功的精神病医生，在纽约开设过精神病医院。大卫·霍金斯还是一位开悟大师，他结合自己的"双重"背景（精神病医生和开悟导师），对人类的意识进行了前所未有的研究。

大卫·霍金斯通过意识测定的方法，将人类意识能量的可浮动范围划为1-1000，不同的数值代表不同的意识能量层级（以下简称意识能级）。人的意识水平不同，其所具有的能量也有很大差别。200以下属于负能量的意识，比如羞愧、内疚、悲伤、愤怒，等等，损耗人的身心健康；200以上是越来越有助于人生命力的意识，如勇气、接纳、理性、大爱，等等。600（宁静）是开悟的起点，1000是人的意识能量可达到的最巅峰（如克利须那Krishna、耶稣、佛陀）。

原来人们以为，人的意识状态只有开悟与不开悟两种，其实在开悟这一区域还有能量层级的不同（从600直到1000）。这一差别可以从阅读不同意识能级的典籍中感觉到，意识能级越高，能量就越大，对人类的影响也越深远。

所以，人要想活明白，最起码要看意识能级200以上的东西。不是所有的开卷都有益，200以下就不利于人的健康和生命力，追求更高的境界要看意识能级 600 以上的材料。以前因为缺乏相关研究，人们对开悟存有很多误解。

由于无知所造成的误会，其代价就是延误和阻碍了人在精神（灵性）方面的成长进步。对此，大卫·霍金斯做出了迄今为止最为卓越的贡献，他用现代科学的语言，准确而精准地解释了让人无法捉摸的精神世界。

大卫·霍金斯是一位意识能量相当高的开悟导师（于 2012 年 9 月 19 日去世），一生共出版 10 余本书，并对大部分书都做了意识能级的测定，以下一一列举：

《I: Reality and Subjectivity》，意识能级 999.8；（注：将无言的意识转化成语言，意识能级易受一定损耗。）

《The Eye of the I: From Which Nothing is Hidden》，意识能级 980。

《Discovery of The Presence of God: Devotional Nonduality》，意识能级 955。这是大卫·霍金斯的所有书中相对较薄的一本，正文共 255 页，大卫·霍金斯说这本书包含了开悟所需要知道的所有信息。

《Truth vs Falsehood: How to Tell the Difference》，意识能级 935。

《Power vs Force: The Hidden Determinants of Human Behavior》，意识能级 850。

《Reality, Spirituality and Modern Man》，意识能级 750。

大卫·霍金斯有两本非常实用的书：《Healing and

Recovery》《Letting go: the pathway of surrender》。虽然没有标定意识能级，但对日常生活帮助极大，主要是讲自助方法及应用的。

大卫·霍金斯的另外一大贡献，是对历史上许多大师及典籍都做了意识能级的测定，辨别了真伪，方便后来人的选取和学习。

以下部分摘自大卫·霍金斯的英文原著，更全的清单可参考其原著：

老子（Lao Tzu）及《道德经》，意识能级610。

菩提达摩（Bodhidharma）及其著作，意识能级795。

黄檗禅师（Huang Po）及其著作，意识能级850（黄檗本人的意识能级晚年升至960）。

道元禅师（Dogen），意识能级740。

德国中世纪大师爱克哈特（Meister Eckhart），意识能级705。

《心经》（Heart Sutra），意识能级780。

《金刚经》（Diamond Sutra），意识能级700。

印度具有非常悠久的灵性传承，盛产高意识能级的大师及典籍：

《奥义书（Upanishads）》，意识能级970（注：本文所有引用的关于著作的意识能级应指的是原著，原著精髓在历史的传抄及辗转翻译过程中很难避免损耗，或被误读、曲解。）

《薄伽梵歌（Bhagavad-Gita）》，意识能级910。

接下来是两位距今未远的印度"不二论"大师：马哈希（Ramana Maharshi）和马哈杰（Nisargadatta Maharaj），意识能级均为720，马哈杰曾受马哈希的点化。二者的魅力让人无法抗拒，至纯至简、干净利落，不绕任何弯路，直接带人回到"不二"本源。

马哈希（Ramana Maharshi）无疑是开悟导师中最富有传奇色彩的一位，17岁时他因一次意外经历而突然开悟（穿越极度的死亡恐惧），后来长达两年不能说话。有意思的是，在马哈希不能说话期间，居然有人趁火打劫，冒充是他的"上师"（在印度称为 guru）收徒弟。

马哈希的著述主要由其追随者整理而成，如《Be as you are: the teachings of Sri Ramana Maharshi》，是一本汇集了其问答精髓的册子。

如果说马哈希满足了世人对开悟大师所有理想化的期待：独身、隐居在大山中、终身过着极为简朴的生活（一壶一杖一衣），以及那些围绕着他的神话般的传奇，那马哈杰（Nisargadatta Maharaj）无疑是开悟大师中的奇葩。他彻底颠覆了人们对开悟大师一厢情愿式的臆想，他一边抽烟一边给人讲开悟，吃肉，会对人大声呵斥，有家庭。马哈杰的个性如此之鲜明，用酷这个词来形容一点也不为过。

很多对开悟大师抱有幻想和神圣期待的人，突然见到马哈杰，往往冲击太大，感情上无法接受，甚至在失望之下，会直接拍屁股走人，怎么也不愿相信这样一位看起来和俗人无异、胡子拉碴的大叔居然开悟了。当马哈杰的问答集《I Am That: Talks with Sri Nisargadatta Maharaj》在西方发行后，引起轰动，掀起一股西方人赴印度取经的热潮。许多人在书店一翻开这本书，顿时被一股巨大的能量所吸引，很快安排赴印度的旅程。

马哈杰的与众不同、也是他异常吸引人的地方在于，他没有任何陈腔滥调式的道德说教，他也不带有任何宗教色彩。听或看马哈杰的东西有一种被机关枪扫射的感觉，任何再精巧的人为矫饰在马哈杰面前都将轰然倒塌。而更富有讽刺意味的是，马哈杰几乎是个文盲！

最后，在英文世界中还有一套非常有名的灵性教程《奇迹课程（*A Course in Miracles*）》，有教材（textbook，意识能级 550）和练习册（workbook，意识能级 600）。其中练习册（workbook）包含了 365 个用于日常沉思和冥想的主题，每天实践一个，是非常好的自我疗愈或精神成长的素材。

为什么要读开悟的著作？

读开悟的著作，可以快速提升人的内在能量。开悟的著作与普通著作相比，就如同普通金属与白金钻石的区别，其价值无法衡量。

读开悟的著作，可以激活人的意识潜能。在读开悟著作的过程中，人可以明显感觉到内在能量层面的变化，如浑身迅速充满力量。这是一种正能量，不同于一般的"打鸡血"和转瞬即逝的快感。真东西的一个特点是：后劲特别足，会为以后的生活提供持久的驱动力。

读开悟的著作，还有一个鲜明的特点：读一点儿就可以让人迅速安静下来，如同被吸入一个巨大的、充满能量的、无法抗拒的宁静的磁场。只需读一会儿，似乎就足以平衡掉一天的负能量，是工作之余充电的极好方式。

读开悟的著作，最大的收获是唤醒内在的智慧。开悟的著作如同是一针强心剂或催化剂，可以迅速点燃人内在已有的潜伏着的智慧火种；抑或是一个高频振动的能量场，可以瞬间击穿阻碍人内在智慧显现的盔甲，大大缩短人通往开悟的路程。

开悟的著作可以理解为是已经登顶成功的人，为后人留下的一幅精准的登山地图，帮助人最快速地抵达内在最巅峰，最大限度地避开各种弯路和陷阱。如果靠自己的话，短时期内很难有如此大的突破。这也是古往今来，为什么那么多人要去寻找开悟大师的原因。人要学会借力！

开悟大师原著引荐（一）：

美国心灵大师大卫·霍金斯（David R.Hawkins）——《开悟指南》

选取理由：大卫·霍金斯是当代意识水平最高的一位开悟大师，其最大的贡献是通过意识测定的方法，对历史上著名的开悟大师及典籍做了意识水平的测定，为后人的学习提供参照，避免无谓地试错和走弯道。大卫·霍金斯的原著书目可参见上文《不可不知的开悟大师及典籍》。

开悟原著引荐（二）：

心灵疗愈圣经——《奇迹课程》（*The Course of Miracles*）

选取理由：久负盛名的一部灵性经典，消除罪疚心理，恢复爱与宁静。

开悟大师原著引荐（三）：

印度"不二论"大师马哈希（Ramana Maharshi）——《如你所是》（*Be as you are*）

选取理由：马哈希是印度近代著名的开悟大师，其风格至纯至简，"不二"的魅力让人无法抗拒，如同其名，直接带人回到本源。

开悟大师原著引荐（四）：

菩提达摩《血脉论》——佛是自心，莫错礼拜。

选取理由：菩提达摩作为中国禅宗的始祖，其代表作《血脉论》淋漓尽致地体现了"直指人心、明心见性"的特点，直指人心即佛。读者亦可在这篇文字中，看到最正宗的禅宗所强调的不假修持、直接开悟的路子。

开悟大师原著引荐（五）：

德国中世纪大师爱克哈特（Meister Eckhart）文集——《让爱成为一种存在》

选取理由：生命的本质不是"空"，而是爱。在德国开悟大师爱克哈特的文字间，可以体验到那种足以让人融化掉、弥散开来，与一切融为一体的大爱（love）。读爱克哈特大师的著作，可以更精准地理解和捕捉到，爱始终是生命（及开悟）不可或缺的元素，否则就会"顽空"和"死寂"。

开悟大师原著引荐（六）：

老子《道德经》——为学日增，为道日损。

选取理由：某种意义上，中国人的老祖宗老子在国际上受到的礼遇要远远高于国内，老子在国外被许多大师尊称为自己的精神导师。还老子及《道德经》的本来面目，破除老子是消极遁世派的误解，真正理解无为的精义。

开悟大师原著引荐（七）：

印度开悟大师马哈杰（Nisargadatta Maharaj）——《我是谁（*I Am That*）》

选取理由：提供一位普通人开悟的范例，破除世人对开悟的误解，马哈杰大师表面看起来与俗人无异：抽烟、吃肉、有家庭，甚至对人大声呵斥。其风格疾言厉色、雷厉风行，没有任何陈腔滥调般的说教，其语言也不带有任何宗教色彩。马哈杰在西方早已享有盛誉，在国内还不为人所熟悉，是一位非常值得了解的开悟大师。

开悟大师原著引荐（八）：

《黄檗禅师传心法要》——不即不离，不住不着；纵横自在，无非道场。

选取理由：黄檗禅师是中国历史上意识水平最高的开悟大师之一。《传心法要》以心传心，是一篇可以帮助那些悟性"到点儿"的人直接开悟的极好素材。

开悟大师原著引荐（九）：

印度圣书《薄伽梵歌》（*Bhagavad-Gita*）——忠实地履行自己的天命。

选取理由：《薄伽梵歌》博大精深，影响深远，在印度被尊称为圣书。在世界的灵性经典中占有极其重要的地位，甚至被西方很多商界和政界的高层列为必读经典。

东西方灵性传承之异趣

东西方灵性传承在大方向上殊途同归，但也各有各的特色，其中的一个区别就是，西方更重救赎，而东方更重开悟。

救赎是通过不断地提纯心灵，让人最终成为大爱——无条件的爱的化身，真正体验到天堂即在你心中！西方的精神传承更重视爱、宽恕等力量的转化（transformation）作用。这些元素也深深浸入西方现代各种发达的心理疗愈方法中，应该说，就个人的身心疗愈而言，西方的方法很有优势，可操作性极强。这也是为什么今天，西方的心理方法可以席卷全球的一大主因。

相比之下，东方的灵性传承更为直截了当（因而有时也显得混沌），直接带人开悟。尽管对很多人来说，开悟这种东西不靠谱、太玄、不切实际、和现实生活没什么关系。但对那些已经"到点儿"、只对直接开悟感兴趣的人，东方的灵性传承更有针对性，尤其对于本身即是东方思维的人。这也是为什么很多西方人会来东方寻找智慧的原因。

直接开悟是直截了当带人回到"不二"本源，顿悟个体的空性（非个人化的意识）。既然个体都是不存在的，那哪来的救赎！（救赎暗示一个人要从不完善到完善。）

东西方灵性传承并无高低之分，主要看不同的人在不同阶段的需要。

佛陀留给后人的珍贵启示

后来的学佛人往往执迷于文字、执着于"形相"而修，恰恰忘了佛陀本人在《金刚经》中反反复复的教导："应无所住而生其心，见相非相则见如来。"

佛陀当年在跟随人苦修苦行若干年之后，发现并没有得到自己真正想要的答案，绝望之下，他毅然决然抛弃之前一切之所学，走上一条自证自悟真理的路，最终彻悟本性。

这是佛陀留给后人但常被人忽略的最为珍贵的启示，即：独立不惧、自我体证的精神。学道者多如牛毛，成道者却凤毛麟角。差异就在于后者敢于突破陈规，不为教条和形式所缚，永远把求真放在第一位，"吾爱吾师，吾更爱真理！"

事实上，靠自己的亲身体证而不是听别人忽悠来弄清真相，是每个人心中最为基本的动力。独立不惧、自我体证与狂妄自大、什么都不信的区别就在于：前者的动机是"求真"，并且永远把求真放在压倒性的第一位。而后者是为了凸显自我，背后的实质是恐惧面对真相！需要掩饰自己并不是很高明的事实，以显得自己还行！

印度天书《奥义》到底隐藏了什么天机

奥义的精髓可以概括为三个字：汝即那！直接带人回到不二本源，直接带人脱离"二元对立"，这是东方灵性传承的一个鲜明特点，也是为其他体系所难以企及的优势。

在个体与整体之间本无差异，在现象与本质之间本无差异，在"体"与"用"之间本无差异，这是《奥义》及"不二论"传承所要揭示的奥秘。

人痛苦是因为活在一个二元对立的世界中，处处充满张力。直到有一天，这个二元对立就像意识里一层本不存在的窗户纸被捅破，像是掰动了一个意识的开关，人顿然跳出二元对立，回归处处皆圆融、处处无差异的合一世界中。

瑜伽的本义

瑜伽的本义要远远宽泛于一种锻炼身体或是保持妙曼身材的运动，其本义有连接、连接本性之意。从这个角度讲，瑜伽毋宁说是一种修行、一种修行方式或修行体系。

古典或经典的瑜伽有三大类：智慧瑜伽、行动瑜伽、虔信瑜伽。智慧瑜伽的特点是直指人心，避开一切不相干的东西，通过最核心的智慧而直达开悟。印度的不二论（Advaita）及中国正宗的禅宗，都走的是直接开悟的路子。这种直截了当、开门见山的风格，可以在《黄檗禅师传心法要》中感受得很明显。

行动瑜伽是通过无私、无我、忘我（selfless）的奉献，而超越小我（self、ego）实现大我（Self）。在这一过程中，遵守一些崇高的精神法则，如大爱、宽恕、非暴力、无私奉献，等等，代表人物如特蕾莎修女、圣雄甘地。她／他们身上往往有着常人难以企及的品质，被尊称为"圣（Saint）"。

虔信瑜伽是通过虔诚的信仰，如对至高、至善力量的崇拜，不断提纯心灵（purification），成为爱（大爱）的化身，直接体验到"天国即在你心中"，代表人物如德国中世纪的精神大师梅斯特·爱克哈特（Meister Eckhart）。遗憾的是，历史上一些亲身体证过真理的人，往往因为威胁到当时的既得权威，而被当成是异类。

这三种瑜伽各有各的特色，适合于不同人的不同需要。智慧瑜伽要有好的悟性，对于悟性"到点儿"的人，可以闻一语而大悟、顿然开悟。行动瑜伽更注重在日常生活中，将内心信奉的原则真正践行。而虔信瑜伽则通过对内心信仰的坚守，不断坚定信心，直到与所信奉的信仰合体。

三种瑜伽的区别并非截然分明、互不相容，其实有很多重合之处。况且殊途同归，其终点都是带人回到最高存在的层面。

只是在实践中，人们会因先天秉性、文化背景的不同而有选择的侧重。

立地成佛自会放下屠刀

常言道"放下屠刀，立地成佛"，给人的一个错觉是：放下屠刀是因，立地成佛是果，其实人立地成佛自会放下屠刀。

立地成佛，是指一个人在瞬间顿悟自己"不生不灭、不垢不净、不增不减"的无罪本性。回归清净本源，自会放下屠刀，当初拿起屠刀是因为迷失了本性。

在世界的灵性花园中有两朵瑰丽的奇葩：印度的不二论和中国的禅宗。二者都走的是直接开悟的路子，"直指人心，明心见性"，讲的是瞬间顿悟，不假修持。能够"接"得住的人，是悟性已经"到点儿"的上乘根器之人。

真正的禅宗和不二论极少讲道德律令，或者说是不讲道德律令的。道德律令是为了防止人迷失本性后走偏而设置的有为法。而直接开悟讲的是无为法：佛说一切法，为除一切心，我无一切心，何须一切法？

能够直接开悟，是心性已经提纯到一定的点、把求真放在压倒性的第一位，不会利用别人的善意、不会对真理做误读与颠覆。

一个人为恶是因为迷失了本性，心理学称为无意识，修行中叫无知或无明。恶始于无意识，痛苦源于无明。为恶是想要为善而不能！所以耶稣在被钉死在十字架上时说："原谅他们吧，因为他们都不知自己在做什么。"

一个没有迷失本性、与本性连接或是恢复本性的人，远离各种颠倒梦想，因而也最具无害性！

开悟杂谈

拈花一笑是怎么回事

迦叶与佛陀的拈花一笑是千古流传的佳话，但拈花一笑到底是怎么回事？背后有什么样的玄机，恐怕就很少有人知道了。

首先，从现代量子科学的眼光看，迦叶与佛陀拈花一笑的刹那，发生了古往今来无数人不惜抛家舍业去追求、却又极其难得的现象——直接开悟（sudden enlightenment）。

拈花一笑只是一个隐喻或表象，其实背后的真正玄机是：迦叶置身于佛陀所在的高意识能量场中，自身潜在的高频振动频率被激活，在瞬间与佛陀所代表的高频振动频率发生同频共振，当下契悟本心，直接开悟！这是近身于开悟大师旁、为其他方式所难以具备的优势。（这也是为什么几乎所有佛像后面都有一个类似日轮的标记，这是一种能量的象征。）

第二，迦叶之所以能够直接开悟，很大程度上归功于避开了语言和逻辑思维的干预。这也开创了禅宗最早的"教外别传、不立文字、以心传心"的正统。

语言的局限性在于，它是一种概念（concept）的建构，而非当下的实相（Reality）。语言容易把人带偏，让人远离当下的内在体验（inner experience），而用大脑去追求一个异在的世界。

随着内心体验的加深，语言的局限性会越来越突出，所以才有了知障的说法。正因为避开了语言和逻辑的干扰，才有了迦叶与佛陀的"拈花一笑"。在师徒二人的无言对视中，在师徒二人的当下默契中，迦叶彻悟本性！

这种现象，在近身于高意识能量的人周围（气场），可以感受到。除了语言本身所带来的冲击波外，即使只坐在高能量的人身边不说话，这种高频振动频率也一直在默默传递。有时甚至会发生一种奇怪的现象，本来想好了问题，结果没问题了，好像自己已经知道了答案。

正所谓"此处无声胜有声"，在心灵领域，无言的默契所带来的高频振动和悟性在瞬间的极大提升，是一种非常美妙和极其珍贵的经历。

阿凡达的真实含义

电影《阿凡达》使阿凡达一词被人广为熟知，但阿凡达的真实含义到底是什么？

阿凡达的英文表述是"Avatar"，有救世主、最高力量的化身之意。在心灵领域，阿凡达意指那些意识能量非常高，甚至可以平衡掉整个人类负能量的伟大精神导师，如佛陀、耶稣、克利须那等，他们的思想仍然在影响整个人类文明的走向。意识能量不够高，是担当不起这一称号的。

顺便提一句，在心灵领域冒充大师和大腕儿的丝毫不少于其他领域，而且因为披上了一层普通领域没有的神圣外衣，反而更具有迷惑性，确实需要人有分辨的勇气和智慧。如果有人冒充阿凡达，那只能说病得不轻！（比如有邪教的头目会号称自己是耶稣。）

阿凡达往往承担了特殊的历史使命（天命），在印度圣书《薄伽梵歌》中有类似的说法：每逢乱法时期，总会有若干的阿凡达降临，他们是更高力量的化身，来维护正法，保持各种力量间的平衡。

在整个宇宙中，似乎始终存在着一种无法言说却又精妙平衡的秩序，无论世事如何变迁，正义终将胜利！不管天灾人祸如何惨烈，人类从未停止过进步！

渐修与顿悟

渐修是一点点儿地修，不断地提纯心灵，直到悟性到一定点。

而顿悟又称直接开悟或突然开悟（sudden enlightenment），在某些情况下，对于悟性"到点儿"的人，可以闻一语而大悟，"言下彻悟"，意识能级迅速有一个非常大的提升。

不严格地讲，顿悟又可分为两种：短暂性的开悟和持久性的开悟。短暂性的开悟是，在突然之间、瞬间，人的悟性有一个极大的提升，有一个质的飞跃，但还不足以完成意识状态的永久性转换，需要在生活中继续体悟深化。而持久性的开悟是一个大的顿悟之后，意识状态发生永久性转换、彻悟！

直接开悟的条件

从理论上说，开悟是不需要条件的。但从现实看，极少数悟性好的人可以"闻一语而彻悟"，对于大多数人，直接开悟似乎需要具备以下至少一个前提：

一，悟性"到点儿"了。是说一个人的悟性已经到了一定的程度，就像是一堆蓄势待燃的柴或是一堆炸药，就差一个火引子！而开悟导师或是开悟典籍中的一句话，可能正好起到火引子的作用，一个高能量的同频共振，这堆柴或炸药腾的一下自燃了！

二，心灵已提纯到一定的点，过了那种还需要靠道德、法律的强压才不至于走偏的阶段。他／她们内心纯粹、向着阳光，把求真放在压倒性的第一位，敬畏真理，只对真东西感兴趣。

为何真正的精神体系都告诫人不要自杀

世界上几乎所有真正的精神体系，不管是宗教的还是非宗教的，都告诫人不要自杀。

心病终需心药医，解铃仍需系铃人。试图通过杀死身体，来解除精神上的痛苦，这本来在方向上就走反了。人的痛苦在意识里，痛苦是意识里的一个结，意识里的结是可以直接去除的，而不是通过杀死无辜的身体。换句话说，痛苦和身体无关！是人关于身体认知的那部分意识痛苦！

从更高的层面讲，人的本质或本性并不是身体，而是一个更高的存在——非个体化的意识或存在感（Presence）——感知人身体存在的意识（Consciousness, Awareness）。

之所以几乎所有真正的精神体系都告诫人不要自杀，是因为自杀建立在一个错误的前提之上：以为身体不在，痛苦就消失了。需要强调的是，痛苦不在外面，痛苦在人的意识里。杀死身体来消除意识上的痛苦，是一件徒劳的行为，反而会错失掉一个机会，一个直面痛苦和解除痛苦、发现自己更高存在和真实身份的机会。

荣格与弗洛伊德为何分手

关于荣格与弗洛伊德分手的原因，常见的解释是二者的学术观点或是性格有差异，然而背后真正的原因恐怕更为深层。

荣格被很多没有真正理解他的人，当作是晦涩和神秘主义的代言人，这和荣格后来的研究路径有很大关系，比如他在后半生倾注大量的心血研究世界各地的古老及神秘主义文化，如图腾，包括中国的易经等。

荣格和弗洛伊德不同的是，他看到人性中更高的一个存在——精神或是灵性的层面。如果说人有三个层面：身（body）、心（mind）、灵（spirit），那弗洛伊德无疑在人的第二个层面——心理上（mind），玩到了淋漓尽致的程度，至今他所开创的精神分析仍然是出类拔萃的心理分析工具。

但荣格超越到了一个新的高度，他发现了人的精神或是灵性的维度。在这里，自由更加全面无碍，不会受限于童年经历、原生家庭等先天性的限制和影响，人具有更伟大的潜能和无法估量的能量。

或许，这是真正导致曾经的师生分道扬镳的最终原因，因为两个人不在一个层次！

找回你的天命

追求开悟，是因为命中注定要开悟

追求开悟的人，是因为命中注定要开悟！当代开悟大师大卫·霍金斯说，那些把开悟作为人生目标的人，是因为命中注定要开悟。否则，一个人不可能吃饱了撑的没事干，对这种东西感兴趣。

据说，佛陀也说过类似的话：一个人一旦听说过开悟这件事，将对任何低于这种状态的东西不再感兴趣，无论费尽多少艰辛，直到到达终点。所以，一个人一旦开启这一旅程，其结果也就确定了。

某种意义上说，追求开悟就像追求世俗的成功，是一种选择。其实，这一过程本身是非个人化的，是不由人的。之所以说不由人，是因为人的意识要回家！是一股内在的驱动力在驱使着人往前走！

忠实地履行自己的天命

每个人都带着自己的天命来到这个人世间。所谓天命，可以理解为是一个人命中注定要做的，是天职，比如从事某项职业或是事业。

　　故意逃避天命，只能人为地制造痛苦与弯路，黄河九曲九十九道弯，绕来绕去，最终还得绕回去。与其如此，就不如乐天知命，忠实地履行起自己的天职、天命。

　　在一个人还没找到自己的天命之前，可能要吃一些苦头，走很多弯路，但一旦找到自己的天命，内心会有很强烈的感应。一般来说，天命（天职）有以下特征：做这个事会让人进入一种更自然和更熟悉的状态，让人变得更像自己，更符合一个人的自然倾向，仿佛这个事天生就是你要干的，做这个事最符合你内心的真实意愿、最顺你的心。

　　人做事可以有不同的动力：一种是外在的动力，外在动力是为了给别人看，或是迫于外在的压力而逼自己干的。另一种是内在的动力，内在动力源于内心的成就感、愉悦感和力量感，这是真正促使一个人能够坚持的终极原动力。

　　天命的原动力即源自内在、人的内心，无关乎外在的评价、声誉等外在的认可，是做这个事本身就是这么自然！

　　不管一个人偏离多远，只要一做自己的天职，立即回归原位，找回状态。从这个意义上说，履行天命是一种享受，而不是负担。因为这是一个人真正喜欢和要做的事，做这个事可以让人处在一种被赋能和被给力的状态，人好像和自己内在不竭的动力源建立起了连接。做事的过程就像是禅修：意识高度专注，又不刻意费力，而是自然放松、内在和谐，思路敏捷而清晰。

追随自己的内心，你终将开悟

人生的一个重大转折点是，开始向内走，开始往自己的内心走。在此之前，人的目光一致对外，根本不理会自己的心。

而一个人一旦开启内在的旅程，要有一个清醒的意识，那就是开悟终将是你的归宿，不管你愿不愿意，到了一定的点，是根本由不得自己的。

一个人最初可能只是想学点儿心理学，对生活有助益。然而，迟早有一天，会转向更深的精神或是灵性层面，思忖人生的元问题："我是谁？""我从哪里来？""我要到哪里去？"

在没能有效回答这些问题、没能回到自己的源头之前，人总是会有一种任务还未完成的感觉，被一股内在的驱动力莫名其妙地驱使着往前走，直到到达终点。

心理师的成长方向是心灵导师

心理（咨询）师的成长方向是心灵导师，心灵导师意味着，最终靠的是自己内在的力量与能量、人格魅力和人格吸引力。成为一名心灵导师，需努力做好以下几点：

第一，提供更为宽泛和更有深度的服务。打个形象的比方，心灵导师应能提供从地狱到天堂的全程式服务。如果一个人的内心创伤很大，当务之急是下地狱捞人，做深度有效的心理疗愈，让求助者尽快从伤痛中走出来。如果一个人要的是明悟静心等更高的境界，则可以帮助他在不脱离日常工作生活的同时，保持心静，使静心与生活一体化，成为一种生活方式。

第二，要永远把求真放在压倒性的第一位，在真理面前保持敬畏！心灵导师不是不可以有名利，而是任何时候都不以牺牲求真为代价，这是很多大师最终陨落的重要原因。

第三，带着大爱的精神做事，更有意识地让自己成为大爱的一条通道，让大爱成为自己的一种存在方式。

第四，不利用别人的善意和信任，不利用自己的优势地位控制他人。

第五，不制造不适当的个人崇拜和迷信。在心灵这条路上，永远要坚守的一个原则是：吾爱吾师，吾更爱真理！放下居高临下于别人的需要，保持不伪善的谦逊。

个体的消融

开悟：个体的终结

人所有的痛苦，源于坚信有一个个体的存在，所有的悲喜都围绕着这个个体。

而开悟是回到人的本性意识——非个体化的纯意识

（Consciousness）、非个体化的存在感（Presence），即所谓的空性。空并不是什么都没有，而是一种非个人化的纯意识，这种纯意识无时不在、无处不在，构成人一切经验的核心元素（essence，原材料）。

你在哪里？

"你在哪里？"这一当头棒喝式的问题，对于那些悟性"到点儿"的人，可以直接开悟。这一突然的、有点儿无厘头的问题，可以迅速把人带回本性——非个体化的意识或存在感（Presence），即所谓的空性。人们通常以为自己的那个个体只是意识里的一个意象，非个体化的意识（Consciousness, Awareness）才是人的真实身份。

所以在禅宗中，有这样的故事：一个人跑去请大师安心，大师说："汝心何处？我与汝安。"你的心在哪里？我给你安。这个人找了半天找不到，说没有，大师说："安心竟！"好了，心已经安好了。

这种看起来很突兀、毫无逻辑的话语，可以帮助人迅速跳出普通逻辑与线性思维的干预，在瞬间完成顿悟。

没有我，生活会更顺畅

人执着地认为，有个我在主导着生活，好像人的一言一行总需要有一个主体，行动的背后要有一个行动者，思考的背后要有一个思考者，否则，生活就没法儿继续。

其实，没有我生活照样会进行，会自动地进行。就像人走路一样，如果每走一步，都需要想好是先迈左腿，还是先迈右腿，那日子没法儿过了。人要么得摔死，要么得累死。

我只是意识里的一个执念，一切都是在自然自发地运转。但这个执念总喜欢插足进一个自然的进程，对此宣称主权和所有权。一个自然自发的进程并不需要有一个主体！

没有我，生活会更顺畅；没有我，生活更像是一条流水线。

生活是非个人化的进程

生活是非个人化的过程，就像自然界的运行，就像地里的庄稼。人以为有个我在主控着一切，其实是统一的力量在运转着一切，是统一的力量在运转着统一的进程。

顿悟到这一点，并不影响人以个体的身份继续生活，只需顺其自然地生活，无为而为，不刻意，既不刻意地不做什么，也不刻意地做什么。回归自然自发，回归没有人为刻意的自然状态。

我的空性

洞穿我的空性，并不妨碍人以一个个体的身份继续生活。

恰恰因为洞穿我的空性，没有了人为的阻碍，生活变得更加自然流畅；恰恰因为洞穿我的空性，不再有对抗和内耗；恰恰因为洞穿我的空性，所有的情绪、欲望、恐惧都失去存在的依据。

洞穿我的空性，并不是通过刻意排斥和打压得来的，而是自然而来的！

无我是没有头脑的我

人做不到自在解脱，是因为总有一个并不存在的"头脑我"的干预，而开悟就是彻底了结这个头脑的假我，回归自然自发的"本真"状态。

无我是没有头脑的我，顿悟并没有一个我在主控和运行着一切，一切都是在自然自发地运转。没有我，生活照样可以进行，自然自发地进行，就像没有头脑的指挥，身体的各部位也照常在运转。

人所有的情绪、恐惧担忧都建立在一个我的基础之上，相信有一个我的存在，才会有欲望和恐惧。欲望和恐惧其实是一个东西，欲望的背后是恐惧，想要得到是因为害怕得不到！这是最耗人能量的两个东西。如果没有我的存在，也就没有这耗能的欲望和恐惧。

开悟是放下个人意志的过程

人的痛苦源于坚信有一个个体的存在，修行中称为"我执"。坚信是这个"个体我"在掌控着一切，这个"个体我"是一切的主因，因此须臾不敢放松，结果把自己搞得很累。

人一生，活在一个天大的误会之中：本来自己是生命的源头，结果误把生命借以运转的载体——身体——当成是一个独立存在的个体！本来这个世界只有"一"在动，结果人误以为是一个个的个体在动。与之而来的是个体我的出现以及各种评判和分别，把一个"一元合一"的世界活生生地撕裂成无数个"二元对立"的世界。

就像电器只有通了电（生命能量）才能运转，结果电器误以为是自己在动，误以为自己是一个独立的个体——分离感，于是开始了各种算计、开始想要控制，各种羡慕嫉妒恨、各种敌意、各种冲突与对抗，痛苦地轮回。

开悟是放下个人意志、回归天人合一的过程。人要想活得轻松，最好的办法就是把自己交出去，交给一个更高的力量去托管。顺应天意、顺随生命之流，放下人为刻意的干预，正是从这一角度说一切都是最好的安排！

永远对未知保持开放

人们已经习惯于纠结和悔恨过去，后悔自己当初做了某件事或是没有做某个选择，才导致自己现在的处境，最经典的表达句式就是"如果我当时（不）怎么怎么样，现在就不会怎么怎么样"。

这种看问题的角度是紧抓住过去不放，思维逻辑是：A→B→C，A事件导致了B事件，B事件导致了C事件，如果当初没有A，就不会有B，更不会有C，所以一直纠结过去。这种看问题的方式，会让人一直停留在过去。

其实人要学会倒着看问题，什么叫倒着看问题呢？倒着看问题就是，现在之所以有C，是因为有一个更大的计划D，D要想实现，就必须得先有C。就像很多人在觉醒之前经历了很多痛苦，是因为人不痛苦没悟性！

这种看问题的方式是：永远对未知保持开放！这是一种更有能量的意识。其实，人也确实不知道，到底有一个什么更大的计划在等着自己，人也永远搞不清楚那个更高的力量到底做了何种安排。

生活的经验往往也能证实这一点，人后来的发展，会完全超出自己的想象，甚至以后能达到的高度，是自己当初根本就没有想过的。现在一件事没成，是因为有更好和更适合自己的方案，宇宙的基本法则是：永远为人提供最好的可能！所以，当面临困境或事情没有按自己的预想进展时，不妨放下气馁和急躁，更无须对自己失望和绝望，因为"天之道"永远是"利而不害"！

把个人意志（the personal will）放到一个更大的意志

（The Great Will）中去实现，让更高的力量透过自己的身体去完成更大的计划，这是真正的谦卑！

放下控制，选择静观

人在每一时刻其实都有选择心静下来的能力，那就是在自己要抓狂时，提醒自己放下控制，选择静观。一瞬间放下想要控制事物自然发展进程的个人意志，往往伴随着一个巨大的沉寂和解脱，这是直接体证自己真实本性最快的方法。

人的痛苦源于坚信有一个分离的个体的存在，因此需要不停地控制。在放下个人意志的一刹那，人回到非个体化的意识（Presence），超越对一切的认同，也顿然超越作为一个个体的局限！

个体的消亡

所有的痛苦源于一个错误的身份认同：非个体化的意识（Consciousness）或存在感（Presence）与一个个体的认同。人坚信有一个个体的存在，这个个体是一切言行举止背后的总指挥与总负责。正是基于这一个体，人要么自大、要么自责，心总是在两极之间摇摆。人所有关于生存的考虑、恐惧与担忧都与这一个体相关，所有的痛苦也都围绕着这一个体。

直到有一天，人突然顿悟个体的空性——个体只是意识里的一个臆想和执念，所有的一切都在自然自发地运转，背后并无一个实体／个体，有的只是非个体化的意识或存在感在自然自发地运转。

开悟是完成一个意识的转化

古往今来，太多关于开悟的错误理解和解释，让人误以为开悟和登天一样难，是一件和普通人根本无缘、想都别想的事儿。

其实开悟的核心很简单，只需完成一个意识的转化：从与一个个体相认同的意识，到不与一切相认同的纯意识（Consciousness）。

在生活中，只要稍微注意一下（无须刻意），即可发现，在产生所有想法和情绪的同时，有一种不变的意识，或者说想法和情绪其实是由同一种意识构成的，原材料的纯意识。换句话说，人所有的想法和情绪都由同一种原材料构成——纯意识。

而开悟所要做的是：从一个个体回归到非个体的纯意识，顿悟个体的空性——个体只是意识里的一个意象，本质上还是意识，并没有一个独立存在的个体！

开悟能带来什么

一旦彻悟人的空性，存在的只是非个人化的意识

（Consciousness）、非个体化的存在感（Presence），个体只是意识里的一个意象（执念）。所有围绕这一个体的痛苦、担忧、遗憾等将全部被歼灭。

人最耗能的两大东西，一是欲望，二是恐惧。欲望和恐惧都建立在一个我的基础之上。相信有一个我的存在，才需要有欲望和恐惧来保护。如果没有我的存在，就无须欲望和恐惧，人自然可以获得极大的解脱！没有欲望和恐惧，人会自然自发地生活。

开悟要解决什么

开悟所要解决的是从个体回归和退缩到整体运行的层面，也就是完成从个体到非个体的转换。人的痛苦源于坚信自己是一个个体，因此不停地抗争、不停地对抗，不停地与外在摩擦，人在与生命的洪流对抗！

而开悟是要回到生命的洪流之中，人只需顺着洪流漂流而下，与生命能量的节奏同步，不再（以一个个体）与生命的自然进程对抗！

欲望的本质与超越

欲望是人与自己的本源、本性失去连接后而产生的一种异在状态，是非个体化的意识（Consciousness）与一个个体（肉体）相认同之后而产生的。

在本体的层面，无须有欲望，一切都是自然自发地进行。欲望是人在从本体坠落为一个个体之后而产生的。

人的本性——非个体化的意识（Consciousness）——本身是非个人化的，是自立自足、不依赖于任何外在条件而存在的，认为人的本质、本性依赖于一个个体或肉体，只是人的一种错觉（illusion）和执念而已。

非个体化的意识（Consciousness）在与一个个体（肉体）相认同之后，误以为自己是依赖于外在条件而存在的，需要不断的外在供给才能存续。于是，就产生出无休止的欲望，驱使人停不下地外逐，越来越远离和迷失自己的本性（真实身份）。

那只是一场游戏一场梦

通常，促使一个人走上修行的往往是，一个人在生活中受了挫，比如在追求名利的过程中感到很痛苦，好，我现在换条路，开始修心了，开始追求心静、明心或是开悟这些更大的目标。

然而，这里的一个悖论是：修行依然是在延续过去的老模式，即一个个体在追求，一个主体（subject）在追求一个客体（object），不管这个客体是名利还是开悟，依然换汤不换药，依然没有脱离二元对立（dualism）的范畴。

而真正的开悟恰恰是顿悟个体的虚幻性，真正的开悟恰恰是个体的终结！这个个体只是意识里的一个意象和执念，这个个体从始到终都没有过独立存在的自性，即所谓的空性，空并不是什么都没有，而是回到了非个体化的意识（Consciousness）、非个人化的存在感（Presence）。也就是说，个体从始到终都是不存在的！

本无束缚，何来解脱！束缚与解脱都是针对个体而言的，既然个体都是不存在的，那又何来的修行？！修行岂不成了新的束缚，难怪太多的人把修行搞成了是一场苦修和苦行！

在没有顿悟这一点之前，修行必然是在重复上述的模式：一个个体在追求，不管是名也好、利也好，还是更为高大上的开悟，其实本质都没有变，还是一个个体在继续外求！

看破了梦是梦，即是梦醒时分！看穿假相是假相，即见真相！

心灵三部曲：疗愈、静心与开悟

首先，要说明的是，心灵成长或内心成长是非线性和非逻辑的。也就是说，是没有截然分明的阶段划分的，有的人可能会成长得非常快，悟性好的人甚至可以"闻一语而大悟"。

疗愈主要解决的是创伤问题。每个人在成长经历中难免会遇到创伤，这些心灵上的伤口如果没有很好地痊愈，就会留下各种负面情绪隐隐作痛，如悲伤、自卑、自我价值感低、羞愧、自责、内疚、负罪、恐惧、愤怒，等等。这些东西会在以后时不时地冒出来影响人，甚至在某些重要的人生领域形成瓶颈，成为迈不过去的一道坎儿，总让人跌倒在同一个地方。

人经过扎实的疗愈之后，心会静下来，开始感受宁静的美好。正是那些心灵的伤口及压抑的情绪，让人时不时地闹心和痛苦。心静下来之后，人感受当下幸福和觉察美好事物的能力增强，静观的能力开始显现，专一专注的品质提升，内耗大幅减少。这个阶段所要解决的是在正常工作生活的同时，还能保持心静，最终让静心生活化，完全成为一种生活方式。

而开悟所要解决的是痛苦的彻底终结！人所有的痛苦都源于和一个个体的认同，只要还有分离（separated）的个体感，人就会痛苦。开悟是要回到不生不灭、不垢不净、不增不减、非个体化的本性意识。